AYURVEDA
BEGINNER'S GUIDE

阿育吠陀自癒法

蘇珊·魏斯－波荷倫 Susan Weis-Bohlen———著　羅亞琪———譯

島嶼芳療師Fanna———審定

來自印度的古老療癒體系
風能、火能、水能者的身心靈平衡修復術

Ayurveda Beginner's Guide: Essential Ayurvedic Principles and Practices
to Balance and Heal
by Susan Weis-Bohlen
Text © 2018 by Callisto Media, Inc.
All rights reserved.
First published in English by Althea Press, a Callisto Media, Inc. imprint
Chinese complex translation copyright © Maple Publishing Co., Ltd., 2020
Published by arrangement with Callisto Media, Inc.
through LEE's Literary Agency

阿育吠陀自癒法

出　　　　版／楓樹林出版事業公司
地　　　　址／新北市板橋區信義路163巷3號10樓
郵 政 劃 撥／19907596　楓書坊文化出版社
網　　　　址／www.maplebook.com.tw
電　　　　話／02-2957-6096
傳　　　　真／02-2957-6435
作　　　　者／蘇珊‧魏斯-波荷倫
審　　　　定／島嶼芳療師Fanna
翻　　　　譯／羅亞琪
企 劃 編 輯／陳依萱
校　　　　對／謝惠鈴
港 澳 經 銷／泛華發行代理有限公司
定　　　　價／380元
出 版 日 期／2020年6月

國家圖書館出版品預行編目資料

阿育吠陀自癒法 / 蘇珊‧魏斯 - 波荷倫作
; 羅亞琪翻譯. -- 初版 . -- 新北市：楓樹
林, 2020.06　面；　公分
　譯自：Ayurveda Beginner's Guide
　ISBN 978-957-9501-75-0（平裝）

1. 健康法

411.1　　　　　　　　109004107

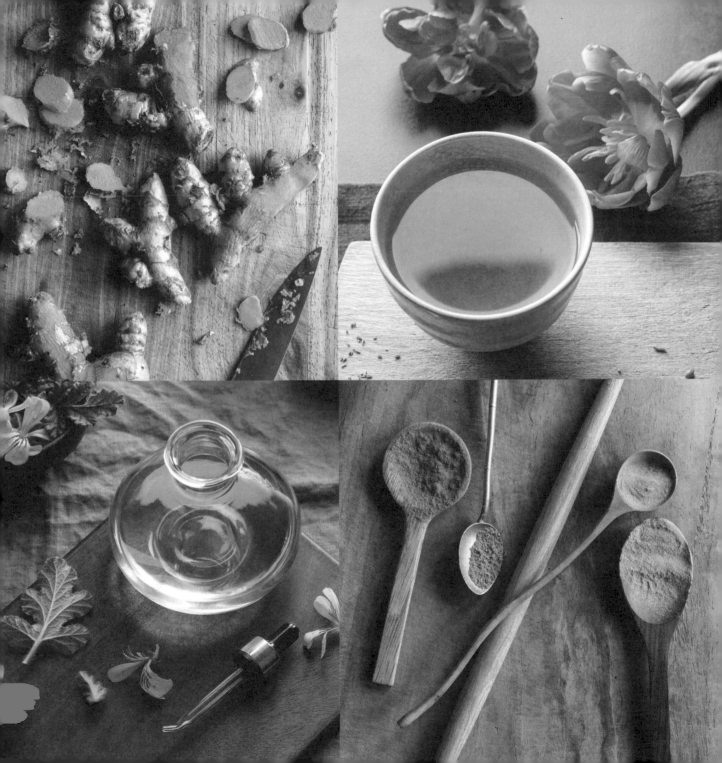

成為更喜悅的自己

　　這兩年來台灣陸續有出版社，開始向喜愛追求自然養生的讀者，介紹印度傳統醫學，剛好都是 Dr. Vasant Lad 的著作，Dr. Vasant Lad 長期在北美推展印度傳統醫學，在北美自然醫學領域極富盛名，其著作非常專業，一般初學者不容易理解上手，而本書作者恰好也是 Dr. Vasant Lad 的學生，當我拜讀完這本《阿育吠陀自癒法》心裡滿是豐盛的喜悅，因為有別於在印度文化下成長，或由正規阿育吠陀教育養成的醫師，作者以不同文化學習者視角，以其親身經驗，淺顯易懂又詳盡的文字，帶領讀者輕鬆窺看阿育吠陀這部累積了六千年智慧的經典，讓初步涉略印度文化的人，不再感到艱澀難懂，很開心終於可以放心推薦給初學者——關於阿育吠陀。

　　文中我最喜歡第五章，筆者將阿育吠陀的飲食倫理介紹得非常詳盡，筆觸也相當

動人，一般大眾對於印度的飲食印象不外乎有種類繁多的 Masala（綜合香料），大多認為多吃香料就能有療癒的效果，其實印度人對吃不只如此，印度哲學有一個非常重要的觀念，就是不論在哪個領域層面，行為發展及學習都有一個次第觀念 savadana，次第觀可以形容為一步一腳印、循序漸進，當我們在追求健康的身心，乃至追求與心靈平衡發展，吃什麼、怎麼吃、從吃食物的形到吃的精神，都在我們吃的過程中被一層一層揭示出來，一直到我們看見細節明白到，飲食的真諦不僅僅是溫飽，還飽含了尊重、祝福和感恩，在整個吃的過程，我們攝取的不僅僅是食物的營養，還包含了攝取美好的情感來豐盈我們的精神。

　　安靜專心的進食一直是我們從小被灌輸的觀念，但卻又經常被我們忽略，記得初學阿育吠陀時，在中心每到用餐前老師總會

細心叮嚀記得專心安靜的進食，第一次有意識的專心用餐經驗至今仍記憶鮮明，那像是一種感官知覺的啟蒙儀式，當味蕾藉由探索新鮮無毒食物的體驗，我嚐到了吠陀經典中所提及的，大自然會傳達給我們訊息，那是整個宇宙、地球、植物生命、農夫用心一起協作的美味，食物的美味正是來自於大自然的訊息，這份感動能讓人發自內心地感謝這一切，於是「我們是合一的」！在養成專心安靜的進食習慣後令我更明瞭，這不但是為了健康之於養身，也同時體現情緒平衡的一種生活態度，更積極的還能深入發現心靈之美。這便是「民以食為天」的真實義。

阿育吠陀的生活準則告訴我們，想成就更喜悅的自己，需要有足夠行動力，而促成這個行動力就得思變、改變，改變即轉化、蛻變，改變不是勉強自己一步到位，而是從最容易的方式開始養成習慣，從注意飲食細節開始改變，然後再慢慢擴及生活作息、瑜伽練習、和自己進行哲學對話……

相較於現代科學與文化，印度有許多傳統文化思想，讓許多人感到新鮮而又難以理解，在我近十年的教學中，最常看到學生陷入經典中的梵文泥沼中，總像讀外星文般的滿臉茫然與挫折，像是一道難以跨越的鴻溝，其實阿育吠陀並不艱深難懂，這部古老經典其實就只是告訴人們，將療癒觀念落實在生活的行住坐臥及飲食中，每天不斷的練習，一直到能專注生活、在生活中持續實踐使之成為慣性，成為自己的一部分，如此而已。

島嶼芳療師 Fanna

專文推薦

◎我們已經很習慣很多專家學者談論運動與醫療的重要，但隨著近年來人們對心靈的探求渴望，其實已經越來越多人了解也可以接受，其實心靈更是幫助維持完整健康的關鍵，也是治療有效的必要條件，而阿育吠陀這門古老的學問，正好提供現代人對心靈與身體交會間所有重要知識的解答。

透過了解身心靈的關聯、覺察自己的狀態、還有設定意象與目標，我們就可以一步步由日常生活開始，學習如何觀察、調整、有意識、有效的全面改善自身與家人的健康，這是人生不可或缺寶藏。

—— **Goddess Yoga TW 創辦人／Vicky**

◎摯愛的老師 Swami Veda 斯瓦米韋達曾說，，根據印度古代的養生醫學，也就是阿育吠陀（ayur-veda）的理論，每一次生命的輪迴，每一個生命的歷程，都是覺性的連續，是由四個部分結合而成的：身體、官能、心意、心靈。唯有認識了這四個部分以及它們之間的相互關係，我們才算真正了解生命的過程，才能明白完整的整體才是健康。

本書深入淺出的介紹印度阿育吠陀這門生命科學的奧妙，同時提供一個檢索藍圖，來理解自己生命能量的狀態，透過身體這個載具，洞悉心靈的作用，享受身心平衡的健康人生。

—— **台灣喜馬拉雅瑜珈靜心協會理事長／陳廷宇**

◎本書使阿育吠陀療法不再是生澀難懂的養生哲學，透過作者系統化的整理與實踐，從身體入手、結合心與靈的修煉，使古老智慧輕易地融入生活，是每個家庭都該具備的全方位平衡生活指南，更是愛自己最美好的禮物！

—— **一心學院創辦人／彭芷雯**

感謝阿育吠陀與我為伴，
豐富我的生活、心靈與愛。

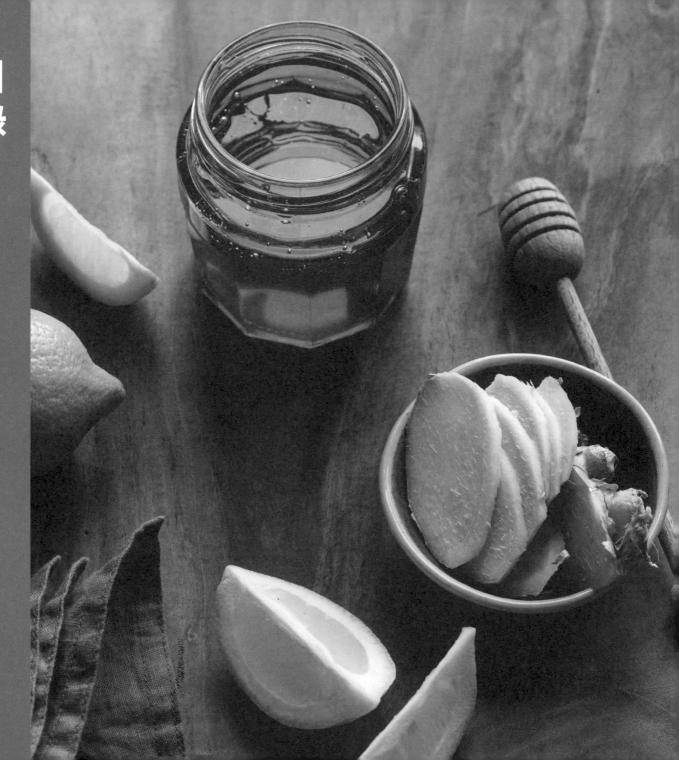

前言

在 2004年，我在故鄉馬里蘭州巴爾的摩開了一家玄學書店。書店生意雖然一帆風順，但我卻對自己人生中的幾個核心層面不甚滿意，包括健康與感情。因此，我開始尋找成效更佳、可以持久的改善方式。在2007年，我找到了答案，那就是阿育吠陀。

在接觸阿育吠陀之前，體重一直是個令我困擾的問題。我從十四歲就開始進行飲食控制，但多年來斷斷續續地對抗暴食症，導致體重時增時減。到最後，我乾脆不再理會這個問題。不過，我並不覺得自己不快樂。我到世界各地旅行、在海外生活了一段時間、擁有許多精彩的冒險。當時的體重雖然逼近一百公斤，卻沒有成為我的阻礙。然而，也沒有成為我的助力。

就這樣，等到開店的時候，我感覺身心都已經被填得滿滿的，不僅肚子裡裝滿了食物，心中也飽含各種想法、計畫、點子和渴望。雖然我已經茹素、冥想、上瑜伽課好幾年了，卻仍覺得無法完全發揮出自我的潛力。在2007年的八月，我帶領一小群旅客到英國進行一趟聖地之旅。我站在麥田圈之中，突然有了一個領悟：我必須打開心胸，挪出空間讓新事物進駐，無論它以何種形式來到我的生命，都要坦然接受。之後，我們來到埃夫伯里的石圈時，我將兩塊玫瑰石英埋在一塊岩石下方，暗自記下埋藏的位置，發誓總有一天我會回來拿走它們。屆時，我要變得更健康，讓身心忠實反映出內心的感受，並且跟那位將與我共度餘生的男人經營一段穩定的感情。

回到巴爾的摩之後，我開始傾聽內心深處傳遞的訊息，告訴自己如何變得更好。我發現，我很渴望進行一場淨化，把任何讓我無法獲得身心健康的事物全數摒棄。

我在研究各種淨化方式的過程中，接觸到阿育吠陀療法的一個概念——「五業排毒」（panchakarma），可直譯為「五個行動」。我往下讀，發現五業排毒指的是一系列淨化身體、重建組織的療法。

這項古老的印度療法引起我相當大的共鳴。於是，我訂了一張前往加州聖地牙哥的機票，到當地的喬布拉中心（Chopra Center）參加為期一週的五業排毒及阿育吠陀課程，認識這個傳統的印度醫學體系。待在喬布拉中心期間，我身體與內心的毒素開始鬆脫排出，使我擁有更多空間容納新的事物。回到家後，我感覺體內發生了深沉的變化，而我也打算敞開雙臂迎接。

我的書店有一個小小的阿育吠陀專區，其中包含一些很棒的阿育吠陀食譜，因為在阿育吠陀療法中，食物被當成醫藥看待，烹煮富有營養的料理是這個體系的核心。我帶了很多書回家鑽研，有了底子之後，便到印度市場為廚房添購入門食材，準備調理一道道具有治癒效果的食物，使身心獲得平衡。回家後，我首次嘗試烹煮米豆粥（kitchari）；這是一道用綠豆及米煮成的蔬食燉菜，被認為是治癒效果最好的阿育吠陀菜餚，往後我也常常煮來吃。此外，我也買了各種油和藥草補給品，要繼續實踐所學。

我開始運用本書將一一提及的那些阿育吠陀原則看待世界。漸漸地，我發覺一切事物都說得通了。果不其然，成果來得迅速而又鼓舞人心，不到三個月，我就掉了十幾公斤（我陸陸續續減了超過三十公斤），膽固醇也降了整整八十。生活中其他不順遂的層面也開始出現轉變。例如，我把屋子裡長年堆積在某個角落的雜物好好整理了一番，丟掉不想要的東西。我創造了更多呼吸的空間，開始感受「生命能量」（prana）在體內

和周遭環境流通。

　　隨著人生出現大大小小的轉變，我也開始希望將這些具有改變力量的阿育吠陀原則分享給他人。於是，我報名了喬布拉中心的教師證照課程，系統性地研究阿育吠陀。此外，我也開始跟重量級的阿育吠陀食譜作家阿瑪蒂晨星（Amadea Morningstar）一同學習阿育吠陀食療。阿瑪蒂把她的智慧傳授給我，讓我學到一些烹飪技巧以及煮菜時可以應用到的美好訣竅。過去這十年來，我也一直跟創立新墨西哥州阿育吠陀學院（The Ayurvedic Institute）的維桑特賴德醫生（Dr. Vasant Lad）共事學習。

　　在2014年，我把書店關了，專心耕耘我的新領域。現在，我是全職的阿育吠陀諮詢專家、烹飪老師、冥想老師及聖地之旅導遊。在英國埃夫伯里埋下那些石頭的三年後，我確實回到了當地。那時的我儼然是個嶄新的女子，身邊也多了一位很棒的未婚夫。雖然我們最後沒能找到當年所埋藏的玫瑰石英，但是我真的實現了諾言！

　　你現在會拿起這本書，就跟我過去從書店拿起那些書一樣，是因為想要了解阿育吠陀如何讓自己更好。或許，傳統的醫療體系讓你覺得窮途末路，因此你才會來到這裡，希望獲取別的想法、治療、靈感與古老的智慧，並從今天開始做起。這本書將告訴你，為什麼這個體系可能會是解除你身心病痛的最佳良藥。小小的改變就能帶來深遠的影響。所以，花幾週時間試試書中的食譜和做法吧，展開阿育吠陀治癒旅程所需的一切，都在這本書裡。

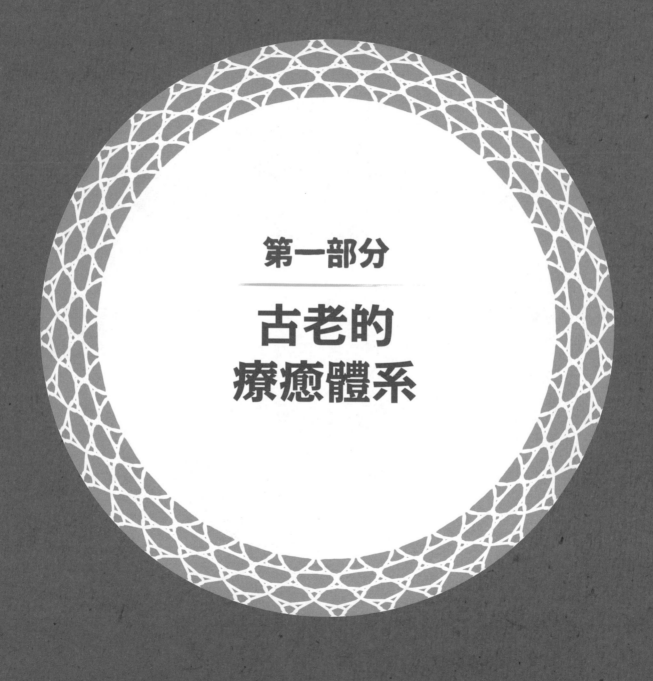

第一部分

古老的
療癒體系

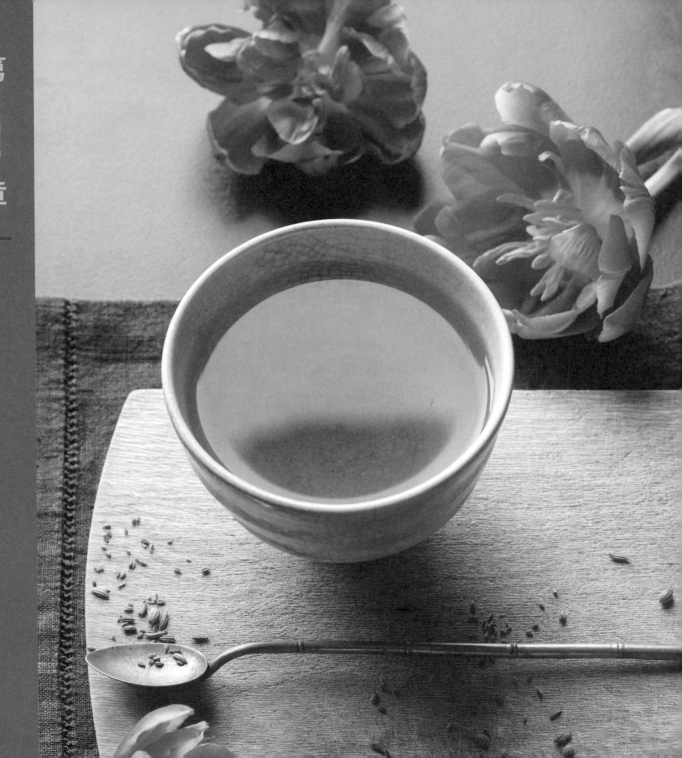

阿育吠陀概論

　　要將五千年的知識濃縮成一本書，雖然是不可能的，但你並不需要通曉一切相關知識，才能將阿育吠陀療法實踐在生活中，進而受益。在這個章節，我們會談到幾個重要概念，幫助你判斷自己在阿育吠陀的養生療癒體系中，應該被歸到哪一種獨特的身心類型。知道自己屬於何種類型後，其餘的一切都將變得順理成章。你不需要死記那些深奧的術語，因為就連最基本的概念也蘊涵豐富的思想。

何謂阿育吠陀？

阿育吠陀時常被認為是世上最早出現的醫療體系，擁有五千年的悠久歷史，源自印度，可以全方位照護身心靈。阿育吠陀強調的重點包括：透過正確的飲食恢復自我平衡；運動；好好呼吸；減輕壓力；擁有良好的睡眠品質。上述這些重點以及其他基本概念可使身體達到完善、平衡與健康。

在阿育吠陀療法中，食物就是醫藥。我們應該根據最符合自己獨特需求的方式飲食，方能改善健康、活得長壽、免於病痛之苦。飲食之外的實踐方法則能進一步地支持強健的身心。阿育吠陀的每一種做法都能促進健康，即使真的病了，因為身體原本就達到了平衡，所以也能修復得比較快。

阿育吠陀的知識來自印度的「吠陀經」，這是世界上最古老的典籍之一。在古印度，想要學習這套醫療體系的學生會前去拜訪偉大的老師（rishi），請他們傳授相關知識。阿育吠陀常被稱作「生命的科學」，起初是以口述的方式，藉由片段的概念與詩句（稱作「契經」或「經」（sutra），直譯為「線」）將知識代代相傳。即使到了今天，阿育吠陀醫生有時仍會吟誦契經，向患者解釋某個療法或傳遞智慧。

許多醫學類型都根源自阿育吠陀。草藥醫學、能量醫學、傳統中醫、極性療法、穴位療法、針灸、指壓，乃至於靈氣和觸療，皆屬於阿育吠陀療法的一環，或與這套體系有共通之處。這便是阿育吠陀如此接納整合醫學的原因之一，因為它承認許多傳統醫學都蘊藏智慧。

適合所有人的阿育吠陀

阿育吠陀是一套很靈活的醫療體系，可以針對每個人獨特的需求量身訂做。依循阿育吠陀的生活方式，就能常保健康、迅速從病痛中修復，並可能打下長壽的基礎。阿育吠陀也能跟傳統醫學相輔相成，身體狀況原本就不好或是正在服用藥物的人，都能將阿育吠陀整合納入自己的醫療支持系統。

可是，假如阿育吠陀真能讓這麼多人受益，還擁有超過五千年的歷史，為什麼它沒有成為醫療保健的首選呢？事實是，人們傾向選擇較為現代的治療方式，認為越新的就一定越好。但，有時候不誠然是如此。讀完這本書、嘗試書中列出的做法之後，你可能會認為這個古老的身心平衡法，或許還比今日的主流醫療體系還要先進。

阿育吠陀與宗教的關聯

很多人認為，阿育吠陀和瑜伽都是印度教的做法，因此擔心這會跟自己的宗教信仰產生衝突。我是以猶太教徒的身分接觸阿育吠陀的，而且那時候我已經實踐佛教冥想多年，也完全不知道阿育吠陀跟印度教有任何關聯。我絕對不用信仰印度教，也能將阿育吠陀融入我的生活，從中受益。然而，我的確發覺，印度教相當迷人美妙，充滿許多流傳千年，但仍適用於今日世界的故事與經典，像是《薄伽梵歌》和《奧義書》。

你不需要沉浸在印度教義中、學習梵語（印度經典的書寫語言）或是在家中擺放印度教神像（例如負責排除阻礙的象神），也可以實踐強大的阿育吠陀療法。或許哪一天，你會想更進一步地認識阿育吠陀以及相關的科學理論和古老文獻，但一開始的時候，先好好閱讀此書。你可能會發現，這本書傳授的做法就能讓你獲益匪淺了。

阿育吠陀創世神話

有一個古老的傳說講述了阿育吠陀的起源：提婆神族與阿修羅神族創造世界時，雙方都想獲得永生。於是，祂們不斷扯動一條連接柱子（柱子矗立在一隻大烏龜的背上）的繩索兩端，藉此攪拌一個盛裝著乳汁汪洋的碗。經過攪拌之後，祂們創造出神祇的瓊漿玉液「阿密哩多」（amrita），也就是永生、長壽、完美健康之意。「神聖的醫生」曇梵陀利（Dhanvantari，毗濕奴的化身）自攪拌的液體之中緩緩升起，捧著一碗長生不老藥「蘇摩」（soma）。現在，曇梵陀利被奉為阿育吠陀之神，凡是阿育吠陀的追隨者，都能飲用碗中物。

阿育吠陀宇宙觀

阿育吠陀有一條根本原則，那就是萬物皆是能量與物質共同組成的。我們每一個人以及身處的環境全都是由五大元素（Maha Bhutas）所構成：空、風、火、水、土。換句話說，這五大元素即是世界的基礎，分別構成我們的根基和結構（土）；運動和循環（風和空）；轉變、光源和新陳代謝（火）；以及聚合、消化液和分泌（水）。

每個人、每一種環境之中，都存在著比例不一的五大元素。有些地方的某一元素佔的比例會比其他元素高，例如：沙漠擁有較多火（炎熱）和風（乾燥）；海灘擁有較多的水；山脈擁有較多的土。同樣的道理，有些人比較偏「土」、有些人比較偏「空」，也有些人比較「濃烈」或「熱情」。這獨特的元素組成造就了我們的主導構造，亦即我們的「體能元素，簡稱體素」（dosha）。體素分成風能（Vata）、火能（Pitta）、水能（Kapha）三類，你可以在第7頁查看「你的獨特體素」一節。下圖列出了五大元素的特性：

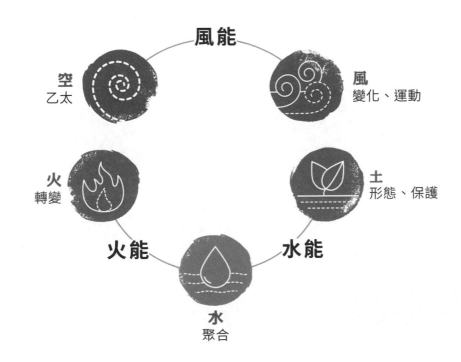

你的獨特體能元素

你獨特的身心構造（也就是你的體能元素，簡稱體素）是由五大元素組成的。這些元素會在你誕生時以特定組合呈現出來，而表現方式則受到眾多因素影響，包括你受孕和誕生的地點、誕生時行星排列的方式、受孕時雙親的心理狀態、他們在你受孕前吃下的食物，甚至是你的前世。

你誕生時的主要體素，就是你的原初體素（prakruti），但是當我們開始成長時，通常會受到環境、飲食、家庭氛圍等因素所影響，進入一種失調狀態，或稱作誕後體素（vikruti）。實踐阿育吠陀，你就可以漸漸穩定地回復到你最自然的狀態——你的原初體素。

體素分成風能、火能和水能三類。雖然一個人通常只有一種主導的體素，但每個人都是由三種體素共同組成。下面有一個簡單的測驗，可以幫助你判斷自己的體素。接著，你可以查看第10頁的表格，了解每一種體素的特徵，包括在平衡與失調狀態時會出現的徵象。

當自我的生命選擇或環境條件打亂了體素時，身心都會出現失衡。失調可能導致疾病或是不舒服的感受。我們不是要讓體內的三種體素達到均衡（事實上，這是不可能的），而是要將自己最棒的獨特組成給呈現出來。在第二部分的章節裡，你會學到一些實踐阿育吠陀的做法，有助於保持體素的平衡，達到這個目標。

➤

體能元素測驗

這個測驗可以協助你判斷自己的體素，請在三個選項中選出最符合自我描述的那一個，倘若在兩個選項之間搖擺不定，可以徵詢他人的意見，看看對方如何描述那項特質。

體型

A. 我體格瘦小。

B. 我體格中等。

C. 我體格龐大。

體重

A. 我的體重很輕；我很難留住體重。

B. 我的體重正常；過去十年來，我的體重沒有什麼變化。

C. 我的體重偏重；我很難減重。

頭髮

A. 我的頭髮很細、毛燥、捲曲、容易乾裂。

B. 我的髮質很好，但是比別人早變白。

C. 我的頭髮很粗、厚重、稍微油膩。

皮膚

A. 我的皮膚很薄，可以看見血管；我容易皮膚乾燥、起皺紋。

B. 我的皮膚溫暖，臉頰是紅潤的，摸起來很溫暖；我容易有皮膚方面的問題。

C. 我的皮膚很厚，看不見血管，摸起來冰涼光滑，少有皺紋。

眼睛

A. 我的眼睛很小；我的眼神容易閃爍不定，無法直直盯著一個人。

B. 我的眼神專注，彷彿能穿透人心；我習慣直視他人。

C. 我的眼睛又大又溫和；我的眼神溫暖。

舌頭／嘴巴

A. 我的舌頭很薄，有時候舌苔暗沉；我容易口乾，嘴唇容易乾裂。

B. 我的舌頭呈現粉紅色、厚度適中、形狀偏尖，有時候會出現黃色舌苔；我的嘴巴溫暖濕潤，嘴唇薄而紅，容易紅腫。

C. 我的舌頭厚而圓，有時候會出現白色舌苔；我的嘴唇平滑、濕潤、豐腴。

關節

A. 我的關節會咯吱作響；我的骨架明顯，身體不柔軟。

B. 我的身體很柔軟，關節鬆散。

C. 我的關節很靈活、厚實。

指甲

A. 我的指甲容易裂開、又乾又薄，甲床泛白。

B. 我的指甲很有彈性，容易變長，甲床泛紅。

C. 我的指甲強健厚實明亮，甲半月很大。

體溫

A. 我容易覺得冷，炎熱的天氣也是如此。

B. 我容易覺得熱，寒冷的天氣也穿著短袖、短褲。

C. 在大多數的氣候環境中，我都覺得很舒適，但我最不喜歡濕冷的天氣。

有壓力時

A. 我會變得很緊張，感到焦慮擔憂，忘了吃東西；事情出錯時，我會責怪自己。

B. 我會變得很焦躁挫敗，對自己和他人失去耐性；事情出錯時，我會責怪別人。

C. 我會逃避、飲食過量；事情出錯時，我會責怪自己或別人，但又會說服他人一切都很好。

平時情緒

A. 我很隨興、熱情、活潑，能夠順應變化。

B. 我很認真專注有目標，喜歡說服他人；容易對別人失去耐性；喜歡事情按照自己的方式走。

C. 我很隨和、和善、平靜；喜歡固定例事；擅長照顧他人，但有時候會忘了照顧好自己。

睡眠品質／做夢

A. 我很容易醒來，然後就很難再次入睡；我的夢是跳躍式的，有些夢充滿焦慮與擔憂。

B. 我不用睡很久就能感覺自己得到充分的休息；我會夢到有關挑戰、競爭、劇情熱烈的夢境。

C. 我的睡眠深沉，有時候會睡十個小時以上，難以醒來；我的夢都是緩慢、輕鬆、浪漫、充滿關懷的。

測驗結果 ➤

體素測驗總計

選的答案以 A 為大宗者，屬於**風能**。

選的答案以 B 為大宗者，屬於**火能**。

選的答案以 C 為大宗者，屬於**水能**。

　　即使結果只差一個答案，仍可看出你的體素。舉例來說，如果選了七個 A、五個 B，那就屬於風能。如果選了兩個一樣多的選項，表示你有可能屬於雙體素者，需要特別注意第八章有關各個季節的建議。如果 A、B、C 選的數量一樣多，則屬於三體素者，但是這種人比較少見。如果你是三體素者，就得格外留心季節的變遷，才能讓體素保持平衡。想要確定自己是否屬於雙能量或三體素者，可以請別人替你回答測驗問題，將答案加總之後二度檢驗。

生命能量特性概覽

風能（運動）	火能（轉變）	水能（保護）
描述		
空與風這兩個元素會創造運輸、運動，像風一樣移動。	火與水這兩個元素會創造轉變、新陳代謝，使身心熱起來。	土與水這兩個元素會創造保護、結構和穩固。
季節		
秋季與初冬	夏季	晚冬與春季
特徵		
流通、冰冷、乾燥、迅速、不規律、輕盈、動態、粗糙、飄忽、無法預測	酸性、炎熱、熱烈、光亮、穿透力強、尖銳、酸澀	冰冷、油膩、緩慢、懶散、平滑、固態、穩定、沉穩、濕潤

風能（運動）	火能（轉變）	水能（保護）

生理特徵

瘦弱；骨架輕盈；消化道敏感；手腳冰冷；睡眠品質不穩定；皮膚、頭髮乾燥；動作、說話迅速；對一成不變的固定例事感到抗拒；喜愛新奇事物（代表人物有克莉絲塔芙哈特、鄔瑪舒曼、佛雷亞斯坦）	體型適中；消化道強健；體溫溫暖；安穩睡上幾個小時就足夠（而且很愛跟別人炫耀這一點！）；心智靈敏；學習力強；言行直接；熱烈專注；尖銳；嚴守固定例事；勇敢；完美主義者，並要求他人也同樣要求完美（代表人物有藍斯阿姆斯壯、丹佐華盛頓、妮可基嫚）	可能身材魁梧；體格健壯（很少生病）；體溫冰涼；睡眠深沉安穩；皮膚光滑、頭髮濃密；穩健；安穩；滑順；穩定；行動緩慢；隨和；井然有序；貼心；關懷他人；喜歡固定例事（代表人物有歐普拉、約翰古德曼、瑞秋雷）

平衡徵象

適應速度快；情緒容易亢奮激動、展現情感；活力極為充沛；創作力極高；喜歡認識新朋友；不固守成規；勇於說出自己的想法；隨興	勇敢；言行直接；友好；領導能力強；熱烈專注；喜歡固定例事；學習力強；心智靈敏；個性溫暖	平靜；一致；滿足；忠誠；沉穩；強壯；表現支持

失調徵象

常遲到；焦慮、恐懼、擔憂；悲傷或憂鬱時，會自我責怪，容易變得迷惘、焦慮、恐懼；忘記吃東西；便祕；難以完成一項任務；容易分心；非常聒噪；排氣、脹氣、失眠；思緒過度活躍，講話講個不停；難以專注	有攻擊性；憤怒；悲傷或憂鬱時，會責怪他人、發動攻擊；很愛批評挑剔；視力問題；情感熾烈；頭痛；對自我與他人失去耐性；消化不良／胃灼熱；發炎；暴躁易怒；妄下評斷；惡意；皮膚疹	依戀；安於現狀；壅塞（鼻竇、過敏問題）；遲鈍；貪心；沒有活力／不想動；黏人；憂鬱時飲食過度；過度保護；體重過重；悲傷或憂鬱時會逃避

阿育吠陀節律

人類屬於有感知的生命體，因此生來就應該遵循自然的法則。首先，我們要遵守一天二十四小時的日週期節律，從早晨過渡到午後，再過渡到傍晚和夜晚，日月移轉，從白晝變化為黑夜（在地球上不同的地方，會有不一樣的時間）。其次，我們還得遵守月亮的變化，也就是主宰海洋潮汐變化的月週期。最後，我們尚有季節節律必須遵守，以每十二個月為一個年週期。如果我們注意留心，就會察覺日夜、春夏秋冬，甚至是月亮的變遷等各種週期是如何使自己的身體產生變化。

除此之外，在阿育吠陀體系中，另有體素的日週期變化，會對三種體素者造成同樣的影響。在一天之中的特定時段，某一個體素的特質就會特別彰顯出來。對所有的體素者而言，這個週期都是一樣的，如下：

風能時段：凌晨兩點到清晨六點、下午兩點到傍晚六點

火能時段：早上十點到下午兩點、晚上十點到凌晨兩點

水能時段：清晨六點到早上十點、傍晚六點到晚上十點

以此體素週期為基礎，下面列出理想的日常活動時程：

清晨六點到早上十點，水能時段

- 清晨六點左右自然醒來。
- 進行晨間活動（參見第50頁）。
- 運動：水能時段適合動動筋骨。
- 面東（朝著升起的太陽）冥想。在這個時段，你的心神應該是清醒、有警覺性的，非常適合冥想。
- 感覺餓了就吃早餐。
- 開始一天的活動行程。

早上十點到下午兩點，火能時段

- 吃一天當中最營養的一餐（蛋白質最好在這個時候攝取）。
- 靜靜休息幾分鐘，讓食物消化。
- 飯後散步一下，促進消化。

下午兩點到傍晚六點，風能時段

- 火能時段攝取的營養大餐會讓你充滿活力，使風能可以盡情發揮創意、努力工作，完成每日事項。
- 日落時分，面北冥想，讓活力冷卻、平靜下來。

傍晚六點到晚上十點，水能時段

- 準備放鬆，不要做耗費心神的事情。
- 吃一頓好消化的晚餐。
- 散步。閱讀性靈或令人舒服的文字，不要觀看暴力或恐怖的電視節目或電影。
- 進行輕鬆舒適的活動，促進身心放鬆（伸展身體）。

晚上十點到凌晨兩點，火能時段

- 進行夜間活動（參見第52頁）。
- 十點前就寢，因為火能消化時間從這時候開始。
- 這是身體開始進行每日修復（初步新陳代謝）與更新的時段，也是一天當中非常重要的時間，因為火能時段從現在開始消化、轉換你在白天攝取的一切事物，包括你所有的經歷、想法、情感和食物。在這段時間，營養與廢物會被區分開來。廢物會在次日早晨排出，營養物質會被吸收，用來治癒、修復身體，進行排毒。

凌晨兩點到清晨六點，風能時段

- 身體完成新陳代謝之後，最為鮮明的夢境就會出現。
- 如果在這之前還沒就寢，風能的風就會讓我們整夜無法入睡。
- 如果在這期間醒來，就會很難再次入睡。你可以運用咒語（參見第110頁）和調息（參見第114頁）來幫助自己再次入眠。
- 在清晨六點前醒來，便能感覺風能的風和運動鼓勵你展開新的一天。你可能會發現，自己有時候在清晨五、六點左右就會自然醒來，而且精神非常好。如果這時候再繼續睡，並在早上七、八點醒來，反而會覺得睡眼惺忪。這是因為，那時候你已經進入水能時段。好好留意體素週期，利用這個週期讓自己受益。

身體會根據一天之中各個元素的影響來做出相應的回應。然而，我們常常會反抗自己的身體。你應該謹記這二十四小時的體素週期，看看如何利用它來促進生活的平衡與和諧。要順應週期的變化，而非與之對抗。自然元素和宇宙會支持你的！

維持平衡

阿育吠陀有一條原則：物以類聚。如果我們一直吸引跟自己相似的事物，很容易就會失去平衡。因此，阿育吠陀運用的是相反原則來幫助我們創造平衡。例如，如果你

感覺遲鈍、笨重、動作慢、懶散，吃蛋、乳酪、培根這些笨重、油膩、消化速度慢的食物，只會讓你覺得狀況更惡化。反之，你應該要吃跟自己的感受相反的食物，選擇比較乾燥的輕食，像是爆過的麥片配羊奶，或者是一碗使用具有排毒功效的香料及較清淡的油（如葵花油）烹煮的豆子。如果你感覺根基不穩，就要攝取一些溫暖、煮熟的食物和香料，像是加了薑、肉桂和薑黃的燕麥粥，讓自己根基更穩。

為了幫助我們了解相反原則，阿育吠陀相關文獻列出了二十項常見的屬性，是我們每個人或多或少都會體驗到的。任何一項屬性只要太多或太少，都可能使我們失調，所以我們必須尋求相反的屬性來治癒自我。

阿育吠陀的二十項屬性

重 — 輕	固體 — 液體
慢 — 快	軟 — 硬
冷 — 熱	穩定 — 動態
油潤 — 乾燥	小 — 大
平滑 — 粗糙	清澈 — 黏稠

相反原則是一個滿容易理解的概念，但是並非所有的阿育吠陀概念都是這樣簡單明瞭，例如三個原始物質屬性（guna）和

五身層（kosha）。稍微熟悉這些概念固然很有幫助，但是若想要嘗試本書提供的飲食建議和生活習慣，還不需要深入認識這些用詞。如果你想了解更多，可以翻到第158頁的附錄二。之後，等你開始習慣了這些日常活動，感覺身心受益良多，可以更深入地鑽研阿育吠陀的其他概念。

身、心、靈

在我們深入認識阿育吠陀的日常實踐之前，必須先了解身心靈的概念。阿育吠陀強調，身體發生的任何狀況都會反映在心和靈上，反之亦然。換句話說，身體如果出現生理方面的病痛或失調，對另外兩個層次也會有負面影響。從阿育吠陀的觀點來理解這個看似有點晦澀的詞彙，有助於我們了解其意涵，以及它跟我們之間的關聯。在阿育吠陀體系中，身心靈可對應到以下這三個層次：細微（subtle）、粗顯（gross）和因緣（casual）。

- 細微層次指的是心（意識）、智（決策）和自我（權力、地位、持有、自我形象）。

- 粗顯層次指的是身體、環境以及與環境之間的互動，例如呼吸。

- 因緣層次包含個人的（靈魂、記憶與欲望）、集體的（創造欲望）以及通泛的（超越我們所知的時空，來到萬物互相連結、成為一體的境界）元素。

這一節的重點是，我們必須知道，無論我們給身體加諸什麼，同時也會加諸給心和靈，反之亦然。只要照顧好其中一個層次，三個層次都會受益。

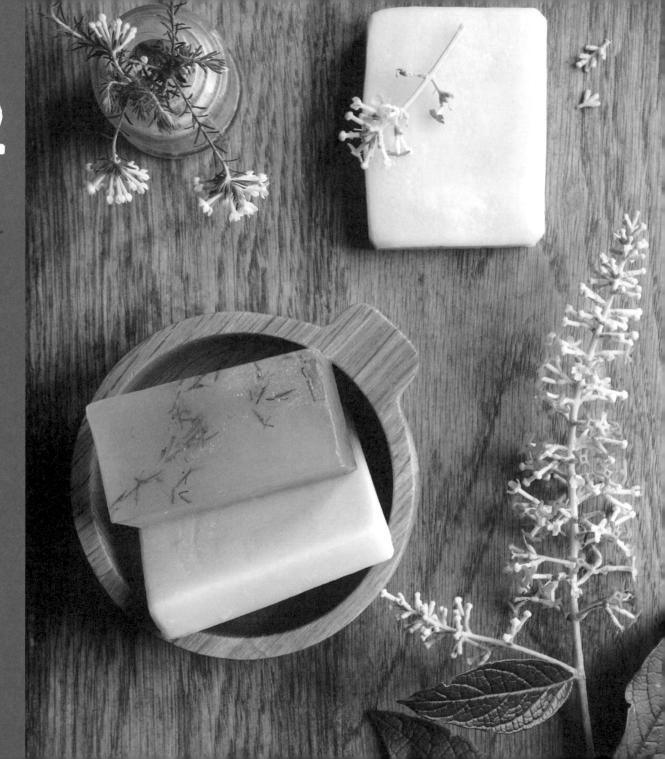

第 2 章

通往治癒和健康的道路

　　在阿育吠陀體系中，所謂的健康就是沒有病痛。當我們不受疾病纏身，就會覺得健康、充滿朝氣，能與自我和他人輕鬆相處。倘若身或心出現疾病，朝氣與活力就會消失，我們便無法舒舒服服地與自我，甚至是他人共處。

　　阿育吠陀療法會針對個人需求制訂療程。判斷出自己屬於哪一種體素、知道自己最擔憂哪一個方面（如體重、更年期、憤怒、皮膚疹、胃灼熱、憂鬱或焦躁）之後，就能開始擬定一套日常行程，幫助自己找回平衡，解決感覺失調的層面。然而，第一步是要找出生活中不順遂的地方。讓病痛出現的源頭是什麼？ 我們現在就來了解。

病痛來源

在阿育吠陀療法中，好的消化能力是健康的關鍵之一。毒素（ama）少了，滋養精華（ojas）就能暢通無阻地在循環系統中流通；毒素一多，滋養精華受阻，就會導致各種問題。這段話的意思是，當身心沒有承受日積月累的毒素，生活中的一切就能更順遂地流動。

當幫助消化的「火焰」（agni）不夠旺盛，也就是食物沒有好好消化，導致身體未能吸收營養、廢物未能有效排出，便會產生毒素。其他因素也有可能導致毒素過多，稍後就會提及。沒有消化的食物累積在胃腸之中，會產生氣體、脹氣、念珠菌增生等毒素，抑制好菌、阻礙新陳代謝和消化功能。如果沒有經常排毒，我們就會生病，或感覺不適。

環境毒素（第20頁）以及心理和性靈層次的痛苦也有可能產生毒素。別忘了，身體發生什麼狀況，也會連帶影響心理和性靈，反之亦然。

體內出現毒素的徵兆

- 慢性發炎
- 白色、黃色或暗色的舌苔（參見第83頁）
- 憂鬱
- 難以下決定
- 胃口差
- 思緒不清
- 排氣、脹氣或胃灼熱
- 全身痠痛疲勞
- 容易生病
- 排便不完全或不正常
- 關節疼痛
- 排尿量少
- 感覺消極、疏離、冷淡
- 傷口癒合慢
- 口氣或體味帶酸或臭味
- 免疫系統差

滋養精華在體內流通的徵兆

- 無論體重多重，身體都能自在移動
- 口氣和體味聞起來清新宜人
- 思緒清晰
- 排便順暢頻繁
- 醒來時感覺獲得充分休息
- 一整天都能夠專注，頭腦清楚
- 氣色健康

- 很少生病
- 感覺充滿熱情、樂觀、興奮
- 消化系統強健
- 無舌苔（參見第83頁）

前面曾經提過，倘若食物沒有消化完全，毒素就會在體內累積。以下這些情況，都會導致消化不完全：前一餐還沒有時間充分消化，就吃下一餐；某些食物一起吃，例如水果跟其他東西一起食用；吃充滿防腐劑、人工色素、人工香料、糖、膨脹劑等添加物的加工食品。

我猜想，當這種充滿化學物質的食品（如：奇多）進入體內，身體的思路大概是這樣的：首先，身體會找找看這個東西有什麼營養。經過一番窮極徹底的搜尋過程之後，它會兩手空空地說：「還有什麼可以給我利用的嗎？」它只能找到虛假的起司味、劣油、數種人工食品色素，還有一大堆防腐劑。因此，身體最後放棄了，說：「老兄，這裡頭根本沒有任何東西可以算是真正的食物，讓我可以用來建造組織、提供健康的脂肪、餵養腦部、清潔血管──什麼有用的東西都沒有。」於是它便放棄了。這所謂的「食物」就成了廢物，又黏又重，在身體裡待著，直到最後被硬擠出來，排出的過程可能還令人非常不舒服。

以下這些情況，也會累積體內毒素：忙碌的時候吃東西；吃不新鮮的食物、剩菜、微波過的食物和冷凍食品；情緒不佳或站立的時候吃東西。阿育吠陀體系有句古老的諺語，大概的意思是：「站著吃東西，死神就在你身後。」真正的原因：站著的時候，我們就不會專注在吃這件事情或是留心自己吃下肚的東西。所以，請在舒適、少干擾的環境坐下來好好用餐，把注意力放在那豐盛、健康、真實的食物上，並表達感謝。

至於心理層次的毒素，則會在這種情況下產生：悶著情緒，一直想著人生不如意的事或外界發生的可怕事件。記住，性靈和心理方面的健康會連帶影響生理健康。想想自己的人生有哪些讓你感覺不公、被誤解或悲傷的領域，把問題一一列出，並在旁邊寫下解決辦法。想出可能的解決方案，同時也是在為你的滋養精華打通流動的管道。你或許會驚訝地發現，辦法其實比自己以為的容易多了。

舉例來說，如果你覺得配偶都沒有幫忙做家事，有一個解決辦法是，帶著充滿愛的態度請對方給予協助，清楚而不帶情緒地說出自己的困難和感受，共同擬定分攤家務的計畫，或者討論是否需要聘請家管。溝通

時放開心胸，防衛心不要太重，也不要情緒激動。倘若你選擇靜靜地悶著情緒，想像雙方溝通不順，那你就是在創造毒素。以充滿愛、開放的態度與伴侶溝通，滋養精華就能流動。放任毒素，最終會讓自己不舒服（切記，任何一個層次發生了什麼狀況，都會影響到其他層次），所以最好能盡快察覺問題所在、想出解決辦法，開始放下。

毒素如何累積

基本上，只要我們的生活方式不健康、沒有與自然和諧共處，毒素就會增加。當我們沒有表達出自己的想法，將情緒隱藏起來，毒素就開心了；當我們熬夜觀看恐怖片（引起我們的焦慮感）、毫無節制地吃著洋芋片或冰淇淋，體內可能就有很多毒素；當我們直到睡前都還在用電腦或其他行動裝置，也會增加毒素；當我們沒有天天出去曬太陽或在自然環境中待上至少三十分鐘，同樣是在累積毒素（參見第123頁「直視太陽」和第122頁的「接觸大地」）；當我們早上沒有排便乾淨，沒錯，毒素就被我們留在體內——所以，只要想上廁所，就去上（參見第21頁「聽從生理衝動」）。

日常生活存在的毒素

吃下不好的食物、壓抑生理衝動，都是毒素進入體內的原因。然而，我們的周遭也存在著環境毒素。如果住在施作慣行農法（非有機）的農田附近，就有可能接觸草甘膦或其他除草劑和殺蟲劑。因此，即使吃的是有機食材，吸入的空氣卻不是。

住在城市的人會暴露在高濃度的毒氣、烏煙瘴氣和汙染之中。就連待在家中這樣一個看似無害的舉動，也有可能讓我們接觸家具、地毯、油漆、硬木地板或其他類型的地板所散發的化學物質。那麼，我們到底該怎麼辦？用有機的棉布把自己包起來、使用防毒面罩呼吸，當然是不可行的。所以，我們該如何減輕身體的負擔？

首先，從梳妝台開始。我一定會請客戶告訴我，他們使用什麼化妝品和美容保養產品，包括洗髮精、潤髮乳、體香劑、牙膏、肥皂、保濕霜、指甲油、睫毛膏、眼影和染髮劑。

某知名牙膏品牌就含有七種可能帶有毒素的成分，包括：三氯沙、硫酸月桂酯鈉、人工甜味劑、氟化物、丙二醇、二乙醇胺、微珠（一種塑膠微粒，可以進入牙齦，甚至是河川水道，魚吃下去後會中毒）。這

聽從生理衝動

阿育吠陀療法建議我們不要壓抑生理衝動，否則會使身心累積毒素。下面列出了不應該壓抑的生理衝動：

- 打嗝
- 排便
- 大力呼吸
- 咳嗽
- 哭泣
- 排氣

- 食慾
- 性高潮；即不該抑制生殖器官體液的流動
- 睡眠
- 打噴嚏

- 口渴
- 排尿
- 嘔吐
- 打呵欠

壓抑這些衝動可能導致疾病。一有生理衝動，就應該馬上解決，否則讓毒素在體內累積，毒素就會深入組織，使得原本可以輕鬆補救的小問題，變成需要靠激烈手段才能解決的嚴重問題。你可以做的是，順其自然，表達自我的每一個方面，包括這些生理衝動。

就是為什麼，大部分的牙膏都會加上「請勿吞食」的警語。製造商自己也知道這些成分（包括氟化物在內）吃下去可能嚴重中毒。所以，為何會有人把這種東西放進自己嘴裡？Auramere、Himalaya 等阿育吠陀品牌都有販售很棒的無毒牙膏，但我個人最喜歡使用「小蘇打」。小蘇打加一點海鹽和薑黃，就是清潔牙齒的絕佳素材。喜歡的話，也可以加幾滴有機的薄荷或綠薄荷精油。

仔細閱讀美容保養產品的成分，接著上美國環境工作組織（Environmental Working Group，www.ewg.org）的網站查詢。美國環境工作組織替許多日常產品評了分，提供消費者容易取得、運用的資訊，幫助你在購物前對產品有充分的認識。你也可以在安全化妝產品運動（Campaign for Safe Cosmetics，www.safecosmetics.org）的網站上，檢驗自己的化妝品是否內含有毒化學物質。

這件事為什麼如此重要？因為，身體

必須聰明利用能量。要是我們一直將不好的食物往肚裡送、把有毒的化學物質往身體塗、拿致命的染劑往頭髮抹，身體所有的時間都花在減輕我們給體表和體內加諸的這些傷害。如果我們能減少有毒物質的用量，身體就可以好好利用寶貴的能量，完成它的使命：修復組織、清潔血液、吸收營養、排出廢物、活化身心靈。若把能量浪費在排除那些刻意加諸在自己身上的東西，那就不是在有效利用自己的工具，讓它幫助我們前進、治癒自我與他人。

問問自己

身上：了解每一樣用在身上的產品含有哪些成分。

- 你使用的牙膏含有哪些成分？
- 你使用的體香劑含有哪些成分？
- 你使用的洗髮精／潤髮乳含有哪些成分？
- 你使用的保濕霜含有哪些成分？
- 你使用的刮鬍泡含有哪些成分？
- 你使用的睫毛膏含有哪些成分？
- 你使用的口紅或唇膏含有哪些成分？
- 你使用的染髮劑、捲髮劑或直髮劑含有哪些成分？

- 你使用的指甲油含有哪些成分？
- 你使用的沐浴乳或肥皂含有哪些成分？

家中：居家清潔用品是否含有任何化學物質？到美國環境工作組織（www.ewg.org）的網站查詢。

- 你使用哪一牌的洗衣精？
- 你有使用衣物柔軟劑嗎？
- 你使用哪一牌的洗碗精？
- 你如何清潔地板？
- 你使用哪一種除塵工具？
- 你的屋子和廁所使用哪一牌噴霧清潔劑？
- 你是否時常更換菜瓜布？

心裡：你給自己的腦子輸入什麼樣的思想？你所從事的活動是否讓你感覺放鬆，還是讓你感覺焦慮、恐懼、挫折或充滿壓力？

- 你會觀賞什麼樣的電視節目或電影？它們讓你感覺很好，還是充滿焦慮？
- 你會閱讀恐怖或令人不舒服的書刊，還是讓你充滿正面能量的書刊？
- 你在工作天會不會抽時間好好深呼吸、

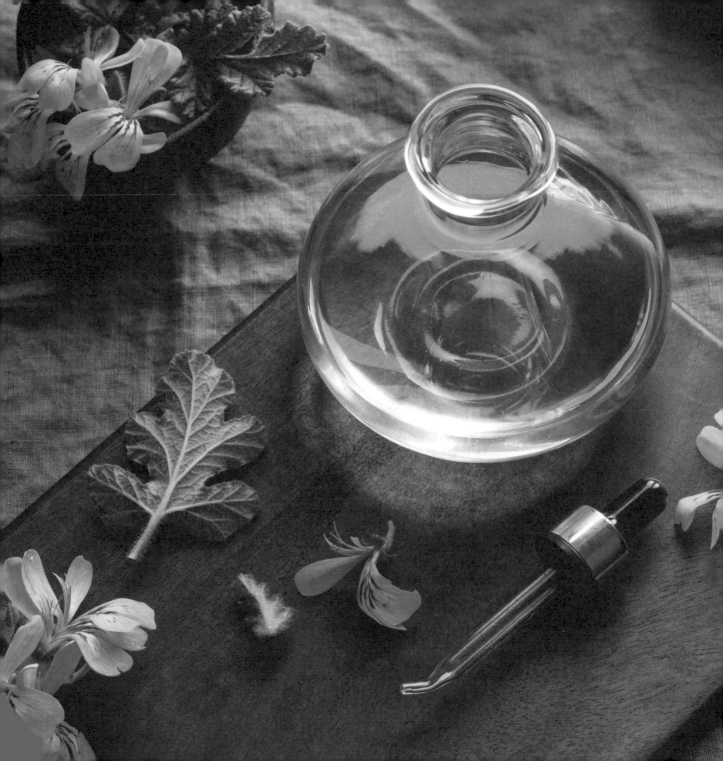

沖馬桶前看一看！

　　排便的品質和頻率會透露很多關於目前身體狀況的資訊。此外，每一類型的體素都有該注意的地方。排便如果不正常，就要採取行動，把不好的東西排除，吃一些促進消化的食物和補給品，同時養成一些讓身體更健康、更平衡的習慣。

風能處於平衡狀態時，起床後兩到三小時內會排便；少有味道，甚至沒有味道；排便完全；糞便偏硬，顏色呈深褐色；沒有氣體。

火能處於平衡狀態時，糞便成形但偏軟，沖馬桶會沖散；味道適中；一天兩次，通常是在起床後馬上排一次以及飯後排一次。

水能處於平衡狀態時，起床後馬上排便；一天一至兩次；糞便成形，顏色呈褐色；量大，少有味道，或甚至聞起來甜甜的；擦拭乾淨。

風能處於失調狀態時，沒有每天排便（好幾天才排一次）；糞便一顆一顆的，又硬又黑；排便感覺不完全；味道刺激；氣體過多。

火能處於失調狀態時，糞便稀軟，呈黃色或綠色；拉肚子；一天超過兩次；味道難聞；排便時有灼熱感。

水能處於失調狀態時，糞便黏稠柔軟或呈糊狀；可見黏液；要擦拭多次才擦得乾淨；排便不完全。

四處走動？還是，你會待在書桌旁，直到工作完成？

- 你一週是否工作超過四十個小時，留給自己的時間很少？
- 你是否會安排假期？
- 你是否會安排遠離螢幕的時段，還是盯著手機或筆電，直到就寢時間？

阿育吠陀諮詢室

剛開始練習阿育吠陀時，有很多可以自行練習的療法，我們會在第二部分提到。等你發現這些簡單的練習可以帶來多大的好處之後，你可能會想深入了解，與阿育吠陀諮詢師預約面談。那麼，面談時會發生什麼事呢？

通常，客戶會跟諮詢師抱怨自己最擔心的問題，可能是體重過重、夜晚睡不著覺、覺得壓力大，或者是便祕。諮詢師問了幾個問題後，可能就會發現他們的擔憂其實只是一個症狀，還有更深沉的問題存在。會造成這些失調狀態的，幾乎都是別的事情。當你展開治癒旅程時，應該記得這一點。

阿育吠陀諮詢師會運用許多偵測和觀察工具，找出真正的癥結點。受過專業訓練的諮詢師可以透過問題和診斷工具（解讀舌頭、皮膚、味覺、眼睛、指甲和脈搏）找到客戶失衡的地方，指出一條長久維持健康的明路。例如，抱怨頭痛的客戶可能也有胃灼熱和皮膚疹的問題，並且出現提早掉髮或白髮的問題。這種人可能也會出現防衛心理、缺乏耐性、變得直接、過度嚴肅。

諮詢師馬上就能看出，這個人出現了火能方面的失調（請參見第11頁有關各體素失調徵象的表格）。處理頭痛症狀或許能讓客戶舒服許多，但諮詢師真正在做的，其實是平撫火能。他會建議客戶吃寒涼的食物、常做具有冷卻作用的調息（pranayama，例如第116頁的「清涼調息法」）等生活習慣。

拿我自己的例子來說，我以前的體重至少過重十八公斤。我以為這就是我的問題所在，但是有一位阿育吠陀諮詢師告訴我，這其實是水能失調的症狀，減輕水能的影響，除了能讓我減重，還有其他好處。要從生理層次減輕水能的影響，就要少吃乳製品、小麥和糖；至於在心理層次，則要放下過去的信念、固定例事和行為模式，丟棄多餘的東西、創造空間，學會先照顧自己。

風能者抱怨的問題通常跟消化、排氣、脹氣有關，只要吃溫熱煮熟的食物、使用好油、少吃生食和冷食，就能輕易改善。

其他相關建議包括做一些可以扎根的運動，如瑜伽和太極，還有在溫水中游泳。穿著暖和、遵守飲食時間表，對風能者也有長效的助益。

那麼，你需要阿育吠陀諮詢師才能開始治癒自我嗎？不見得。但，如果之後需要更多幫助，可在就近尋找一位好的阿育吠陀諮詢師或尋求建議。

先照顧好自己

坐飛機時，機組人員會告訴你，先給自己戴上氧氣罩，再幫別人戴。如果不這麼做，你很快就會開始暈眩，什麼人也幫不了。我們覺得不舒服，常常是因為花太多精力照顧他人，讓自己的健康陷入危機。而且，我們總到撐不下去了才會真正意識到。男女都會出現這個問題，因為雙方都在努力實踐傳統上分配給自己的角色，即女性要照顧他人、負責家務；男性要賺錢養家、提供資源。現今社會已經無法完全反映這樣的傳統價值觀，但這些過時的性別期許還是持續存在。在一段關係裡，無論加諸給彼此的要求是什麼，雙方都必須確保自己的需求獲得滿足。阿育吠陀療法是一套自我照護的完整體系，因此是個很好的開始。

也有很多單身的人努力想靠自己做到這一切，包括要求自己找到人生伴侶，好讓自己感到滿足。想要找伴是很自然的事情。我們的世界就是這樣建構的，沒有什麼比處於一段良好的伴侶關係還要棒的了。但，我自己也曾經單身。其實單身者只要珍視與自我的關係，願意練習照顧自己，同樣可以感到滿足。我常常聽人說，他們不為自己煮飯，因為只煮給一個人吃而已。可是，不煮給自己吃、不照顧自己，那要煮給誰、照顧誰？

如果上述的狀況很像你的行為，阿育吠陀可以引導你，教你如何先給自己戴氧氣罩。這對解開難點、找到治癒途徑很有幫助。阿育吠陀可以幫你清除腦中的蜘蛛網，讓你清楚明白，增進自己的健康與福祉才是增進所有人福祉的關鍵。希伯來文有一句很美的格言：「修復世界。」（Tikkun olam.）但要修復世界，得先修復自我。阿育吠陀蘊含箇中道理。

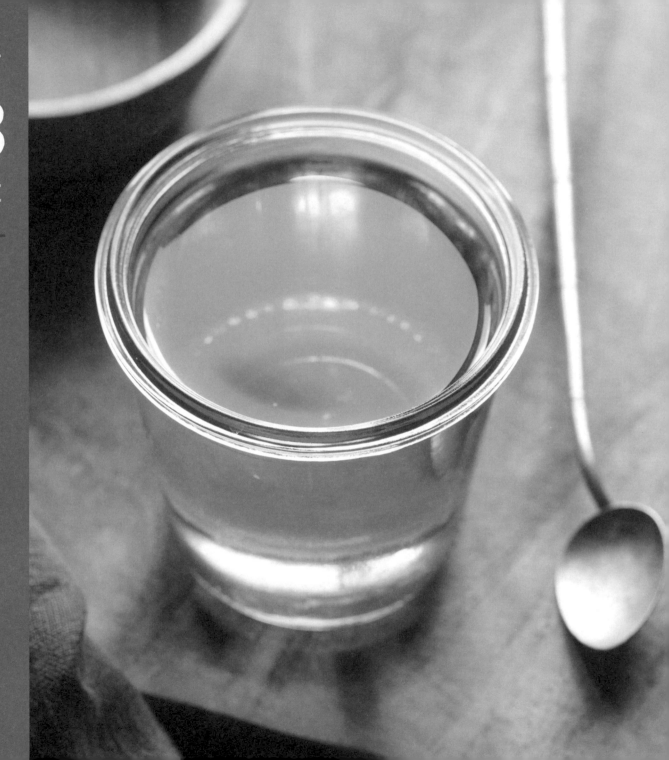

阿育吠陀的各項療法

　　阿育吠陀醫生在治療患者的體素失調病症時，除了給予一些建議、推薦一些做法，可能也會開特定的草藥來平衡他們的體素。根據每個人的體質，這些草藥可能會以藥丸、膠囊、粉末的形式服用，或者單純與其他食材混合後舔食，而根據特定的失調狀況，草藥可能會與印度酥油、蘆薈或牛乳混合。

　　但，你不必學習這門技術。你可以藉由第二部分討論到的許多阿育吠陀基礎技巧和食譜，展開自癒之旅。請做好改變的心理準備，但別忘了慢慢來。小小的改變就能有深遠的影響。我們先來看看一些基本觀念，包括飲食方針等。

基本飲食方針

　　阿育吠陀建議人們不要吃會在體內累積毒素的食物，包括冷凍食品、剩菜（超過三十六小時）、加工食品、微波食品，以及含有許多添加物的罐頭湯品與醬料。這些食物都會削弱你的生命能量。

　　少吃某些特定的食物固然很重要，多吃某些特定的食物也是，我們在第五章的食譜會加以介紹。某些食物比較容易消化，方便身體利用當中的能量進行治癒與修復。此外，遵循特定原則也很重要，如冬天少吃寒涼的食物、夏天少吃燥熱的食物（參見第八章的季節建議）。

　　下面列出幾個為我身體帶來極大好處的基本方針，可以嘗試看看：

- 早上起床，飲用熱檸檬或萊姆水（參見第85頁）。

- 全天飲用溫熱的水或茶。

- 一日三餐，兩餐之間勿吃點心。飯後，身體會利用食物裡的能量，將暫時不用的部分貯存起來。身體會在兩餐之間開始運用先前貯存起來的能量，供給你源源不絕的體力。在這段期間，連啃蘿蔔或蘋果都是在剝奪身體自然排毒的機會，讓它無法運用原本貯存的東西。如果飯後還覺得肚子餓，那可能是上一餐攝取的營養不夠（偶爾，因為進食時間的安排，你可能只能吃兩餐。這樣沒有關係，對水能者來說，只吃兩餐可能反而最好。這個部分後面還會提到）。

- 水果不要跟其他食物一起吃。飯前四十五分鐘到一小時前吃水果，早餐前吃最理想。這不算吃點心。等待四十五分鐘到一個小時的原因是，這樣消化液才有充足的時間在正餐進來之前，開始處理水果當中的營養。

- 不要吃生菜和冰涼的水果，也不要喝冷飲。避免食用冰品。生食難以分解，對消化系統不好，冷食也是。

- 每一餐應該吃下兩把硬幣的分量，相當於三分之二的胃（手掌大的人，胃通常也比較大）。也就是說，吃到八分滿即可，剩下百分之二十的空間可以讓「消化之火」進行新陳代謝。

- 不要吃太飽。飯後，你應該會感覺活力充沛，而不是筋疲力盡、覺得很撐。如果出現這種感覺，就表示你吃太多，或者吃了很難消化的食物組合。就像在火堆上堆太多柴，會把火悶熄。吃得剛剛好，才能持續讓消化之火旺盛！選擇營養豐富、容易消化的食物，只要兩把

硬幣的分量（相當於一大碗）就夠了。

- 蛋白質攝取量要比傳統的西方飲食還少。晚上只吃少許蛋白質，或甚至完全不吃。除非你要上夜班，日常作息跟一般人不同，否則晚餐不需要吃這麼多蛋白質。

- 不要把不同的蛋白質混在一起吃。自助餐選擇多樣，令人不知所措。然而，就算你吃下去的都是「好」的食物，像是豆子、豆腐、蛋、乳酪、瘦肉等，全部一起吃卻會給身體負擔。每一種蛋白質的消化速度都不一樣，所以一餐吃一種就好了。

- 午餐是一天之中最重要的一餐，營養價值應該最高，包括蛋白質和碳水化合物。這一餐通常是在上班期間吃的，可是吃的時候一定要專心，遠離電腦，可以的話最好坐在戶外。

- 晚餐必須是一天之中最容易消化的一餐。容易消化的食物包括魚類等較清淡的蛋白質（如果晚餐非得吃蛋白質不可的話）、溫熱的熟食、湯、炒青菜（具有使人平靜的功效）。睡前三小時以前吃晚餐。

- 早餐雖然不像早上十點到下午兩點之間吃的那頓大餐這麼重要，卻也還是不容輕忽，尤其是對火能和風能而言。對這

打嗝，表示你已經吃得夠多了，不管碗裡還有多少食物，都不要再吃。好幾次，我以為自己只吃了半飽，但是卻開始打嗝。這時候，多吃一口，都會讓你從舒服變成不舒服。你覺得自己從不打嗝？仔細注意，我保證你一定會的。你的胃知道食物已經佔了三分之二滿，因此會將空氣擠出。這時候，把碗拿開，享受恰如其分的滿足感。

兩種人而言，早餐應該溫熱、有營養、易消化。水能者吃一碗水果或輕盈的穀物粥即可。

- 吃飯時坐著吃。花點時間坐下來好好吃一頓飯，才能專注在這件事上。坐著享受吃東西的過程，把注意力放在碗裡的食物。坐在車上吃東西不算。

- 飯後散步。吃完午餐和晚餐後，稍微散一下步，可以促進消化。

- 睡覺時側向左邊，重要器官都受到支撐，能使消化液自然流動，幫助消化。

- 你或許無法做出很大的改變，完成清單上的每一項要求。然而，即使只做到

不喝冰水、整天只喝溫水這麼簡單的舉動，對身體也有長足的影響。一天至少吃兩到三餐（可能比你習慣的多或少）、兩餐之間不嘴饞、睡前三小時之前吃一頓輕盈的晚餐，這些做法具有莫大的療癒效果，可以對健康造成重大的變化。這樣的飲食方式能使身體發揮最大的效率，在進食時燒旺消化之火、好好消化食物，讓身體在兩餐之間有時間進行排毒、修復組織。

試著遵循這些飲食方針數週的時間，你的體察能力就會更上一層樓，幫助你準備好做出更多改變，深入實踐阿育吠陀的生活型態。你可以嘗試第四章的二十一日作息表，再決定是否希望更進一步實行這種健康的生活方式。以下另外列出更多建議，幫助你進行轉變：

- 如果你會喝咖啡，可將一根小豆蔻莢跟咖啡豆一起磨成粉，或在剛煮好的咖啡裡加一小撮小豆蔻粉。這種香料可降低咖啡的酸性，對腸胃比較好。

- 天天食用印度酥油。想要認識這種神奇的油，可參見第33頁的「認識印度酥油」。另外，不要在同一餐吃同等份量的印度酥油和蜂蜜，因為可能增加體內

毒素。古代文獻強烈建議不要這樣做，所以請勿嘗試！

- 早上起床，食用阿育吠陀油甘膏（chyawanprash）。油甘膏含有眾多成分，可以活化組織、加強身體的許多功能，共同促進身體健康。每天早上配著熱水吃一匙油甘膏，好處多多（參見第161頁的參考資源，裡面列出了油甘膏的品牌）。

- 晚上睡前，喝一杯金黃牛奶（參見第60頁）、服用三果實（triphala，參見第143頁）。三果實是以三種具有排毒、滋養功效的果實製成，可保腸顧胃，透過健康的腸胃蠕動，幫助你更有效地吸收營養、排出廢物，是阿育吠陀療法中最常見的補給品，市面上可買到藥錠和藥粉這兩種類型。一天吃兩顆應該就差不多了，但你的阿育吠陀醫生可能會要求不同的劑量來維持身體健康。

- 喜歡小酌的人，應該根據自己的體素來選擇適合的酒精。風能者喝甜酒最好；火能者喝啤酒最佳；水能者最適合喝干酒。除非是阿育吠陀醫生開的酒，否則所有的體素都不適合喝烈酒。阿利許坦姆（arishtam）和卡沙雅姆（kashayam）等阿育吠陀藥飲都是效果明顯的發酵飲品，但是必須在專業人士的指示下方能使用。

認識印度酥油

印度酥油就是澄清奶油。第 58 頁的食譜會教你怎麼製作這種美味神奇的金黃液體，但你也可以在市面上買到（別忘了買有機的）。很多阿育吠陀藥用療法都會使用印度酥油。這種油源自被印度人視為神聖的乳牛，可以讓營養深入人體，穿透七層組織——淋巴、血液、肌肉、脂肪、骨骼、神經系統和男女生殖系統。因此，使用印度酥油做菜是整體健康的關鍵，風能和火能可以用多一點，水能則要少一點。

你可能會認為，印度酥油屬於乳製品，脂肪含量高，不可能健康。但，讓我向你保證，印度酥油的療癒特質真的很多。每天食用印度酥油三個月後，我就減了十幾公斤。請容我好好讚美一下印度酥油：

可高溫烹調的食用油，發煙點比橄欖油或椰子油都要高。

非常適合煎炒香料，帶出香料本身的治癒效果。

可存放數個月、甚至數年之久，常溫保存不碰水即可。

充滿中鏈脂肪酸，身體容易吸收，作為能量燃燒。

富含丁酸，這種短鏈脂肪酸可促進消化腸道健康。

適用於所有的體素者，但是對風能最好，因為它擁有風能者所需的一切特質：潤滑、溫暖、強健。風能者應該把印度酥油抹在所有東西上，包括身體！水能者應適量食用之；對火能者來說，印度酥油則具有絕佳的平衡功效。

降低膽固醇和三酸甘油酯（必須使用得當）。

運用味覺選擇飲食

在阿育吠陀體系中，我們會將食物分成六種：甜、酸、鹹、辛、苦、澀。每一種味道會對應到其中一個體素，太多或太少都可能導致失調。但，每餐都應該出現這六種味道，才能讓我們吃得心滿意足。阿育吠陀並不是要讓你覺得不滿足或少了什麼。

西方飲食大部分是由甜、酸、鹹這三味組成，難怪肥胖流行病、腸胃症候群和失調這麼常見，還有其他各種疾病普及。這是因為，這三種食物的味道最重、最易令人上癮。只吃這些食物，身體就沒有機會進行治癒與修復。想要創造身心平衡，我們一定也要吃辛、苦、澀這三種食物。這三味可以有效排除身體裡的毒素。

在梵文中，「rasa」這個字的意思是「味道」，也是「情感」。所以，不帶感情地吃東西，這種事並不存在。身心是緊密聯繫的。阿育吠陀也告訴我們，為什麼甜味是所有味道中最令人感到滿足的。因為，我們第一次嚐到的就是這個味道：母親的乳汁帶有天然的甜味。我們在不同的時候會想吃不同的味道，這幾乎都跟當下的情緒有關。細細探索阿育吠陀，我們就能明白為什麼自己會想吃特定的食物。下面就來好好分析每一種味覺：

甜味

帶有甜味的食物在所有食物類型當中，是最令人滿足的，而且也跟帶給人極大滿足的情感有關聯。適量的甜食會引發深切的情感連結、愛與同情、滿足感以及照顧與被照顧的感受。吃太多甜食，則會造成懶散、遲鈍、依賴。

感受一下，只吃一兩口甜食跟吃下一整個蛋糕，感覺有什麼不同？問自己：「我究竟需要什麼？一個擁抱？或許，我需要多愛一點，或是允許自己被愛？」我會建議強烈渴望甜食的客戶去尋找別的管道來抒發自己的需求，比方說：到動物收容所當志工；幫助年長的親戚或鄰居；日行一善；多付點錢到停車自助收費機裡；幫後面那輛車繳通行費；對自己好一點。這些舉動真的可以減輕對甜食的生理欲望。

哪些食物算是甜食？甜味是蘊含最多營養的味道，蛋白質、碳水化合物、脂肪、穀物、乳製品、麵包、麵條、根莖類、偏甜的水果、堅果、油、糖、蜂蜜、所有的肉類都屬於甜食。

甜食對風能和火能者很好，因為他們

需要多一點水分、根基和甜美。水能者本身就是由土和水這兩個屬甜的元素所組成，因此必須適量攝取甜味，在水能旺盛的時期，最好完全避開甜食。

酸味

適量攝取酸味食物可以刺激食慾和消化，讓人感覺溫暖清新。如果吃太多，則會讓人感覺沉重、酷熱，產生負面、消極和易怒的情緒。渴望吃酸的人，應該檢視一下自己看待世界的方式。你是不是覺得自己在與全世界對抗？事情不如意時，你是否會責怪他人，出現「酸葡萄」心理？退一步，客觀檢驗局勢，就能幫助太「酸」的人從不同的角度看事情。少吃酸食，用新的眼光看待這個世界、當下的狀況和周遭的人事，讓自己冷靜下來，就能平衡酸溜溜的情感。

酸味食物有哪些？令人提神、活潑、呈現酸性的食物都算：柑橘類、偏酸的水果、番茄、優格、乳酪、泡菜、大部分的醋類和某些酒精。

風能者吃土和火構成的酸味食物很有助益，因為他們缺乏這兩個元素。火能和水能者吃酸，會加重自己原本的能量——酸味食物對火能者而言太熱、對水能者而言太濕。

鹹味

鹹味可以促進消化，適量添加，更能提升大部分食物的滋味。從情感方面來說，剛剛好的鹹味會讓你更勇於發言，說出自己的需求與渴望。然而，吃得太鹹，則會出現貪婪和上癮的感覺（只吃一點點鹹味爆米花、洋芋片或薯條就不吃了，是很困難的一件事）。過鹹的人格特質包括生氣、暴躁、易怒。如果發現自己很想吃鹹的，那就檢視一下人生，看看你在哪個領域沒有清楚表達自我。或許，你需要更常說出心聲，恰如其分地傳達自己的需求。

鹹味的食物包括海鮮、海帶、某些肉類、鹽和零食。檢查罐頭和冷凍食品的標籤，因為這類食物可能含有過多鹽分。

鹹味食物中的水和火元素對風能者很好，分別屬熱和屬濕的火能和水能者，則會因攝取鹹味而加重自己原本的能量。

辛味

辛味具有排毒、刺激消化的功效，可以祛寒、祛濕。在情感方面，少量的辣味可讓人視野清晰、產生標的與動機，驅散頭腦沉重不清的感覺。辛味過多會導致憤怒、攻擊性強。如果你很想吃辣，可能是需要找到一個方法，宣洩積累已久的怒氣或挫敗感。

小心，不要因為累積太多怒火而爆炸了。尋找使自己冷卻下來的方法，例如在晚間或清晨天氣涼爽的時候游泳或散步，或者喝椰子水。檢視人生中有哪個領域讓你覺得被踐踏了，選擇繞道而行，從容地爬起來。

辛味食物包括薑、辣椒、番茄莎莎醬、丁香、百里香、羅勒、蘿蔔、芥末、哇沙米、大蒜、洋蔥。

水能者應該多吃辛，因為這樣可以平衡他們濕冷的本質，甩掉多餘的體重。辛味是由火和風這兩個元素所組成，因此火能（熱）和風能（燥）者應該少吃。

苦味

苦味食物排毒功效極佳，可以消炎。這種食物可祛濕、性寒，味道其實很豐富。少許的苦味就能讓人清理腦中思緒，看事情更加清晰。太多苦味會引發悲痛和幻滅的感受。受苦的人會變得忌妒、厭倦、惡毒，容易記恨，事情出了差錯就怪罪他人。當我遇見受苦的客戶，他們通常會放不下早已過去的事情，或者希望能有個不一樣的結局。在心中描繪出這個世界的真實樣貌，接受發生在自己身上的現實狀況，有助減緩悲苦的感受。察覺自己還沒放下、知道這樣做只會傷害自己，是了解與放下的關鍵。體驗新的事物，蒐集新的經歷，放下過去。

帶有苦味的食物包括瑞典苦茶（一種加在果汁或水裡調配而成的草藥飲）；葉菜類；黃色蔬菜；洋甘菊、薄荷、蒲公英等苦味藥草；辣根。

苦味對水能者很好，因為他們很容易釋放太多的甜美與善良（一點苦味可以中和這些特質）。苦味涼爽輕盈的屬性能讓火能者保持平衡。基於同樣的理由，風能者應該避免大量攝入苦味，否則會加重原本的能量。

澀味

帶有澀味的食物具有排毒功效，可以清潔口腔味蕾。在情感方面，澀味可以讓人重新振作，釋放空間釐清思緒，回到工作崗位，不殘留任何情緒。因為澀味非常收斂，所以攝取太多可能讓人對各種活動與日常事項失去興趣。一點點澀味成效就能維持很久了。澀味比較不常見，但是各種豆類、石榴、蔓越莓、還沒熟的香蕉、紅茶和深色葉菜類都有。擁有澀味特質的人，通常也滿懷苦味。他們看起來皺巴巴、困乏、乾澀，很難露出笑容。解決辦法就是將甜、酸、鹹的特質全都大量引進他們的生活。進行引導式冥想，每日使用帶有甜味、花香和辛香的精油，這些都很有幫助。走出戶外，感受自然

的力量，例如在雨中漫步或在清晨和傍晚時分曬曬太陽，也具有驚人的效果。

總結來説，甜、酸、鹹對風能者很好；甜、苦、澀對火能者很好；辛、苦、澀對水能者很好。順帶提一下堅果類。堅果屬於甜味食物，但是性熱，因此對風能者最好。火能和水能者最好避開堅果類，但大部分的種籽類對這兩種體素都是很好的。

準備烹煮阿育吠陀料理

想要烹煮阿育吠陀料理，並不需要將廚房進行全面大翻修，只要開始清出櫥櫃和冰箱的空間，用掉原有的食材，改放對健康更有益的東西即可。第四章會列出一些基本準則，告訴你要在廚房裡準備哪些東西。此外，第五章收錄了一些很棒的食譜，這裡面可能會用到好幾樣你從來沒聽過或者只有稍微耳聞的食材，大部分都屬於香料。

在第153頁的附錄一中，你會找到一份阿育吠陀料理常見的食材清單，告訴你烹煮這些菜餚時會需要用到什麼。然而，在你出門添購清單上羅列的所有食材之前，請先根據自己的需求選擇菜單，再開始買菜。

日常活動與鍛鍊

下面列出了很多不同類型的阿育吠陀活動，但請不要覺得自己每天都得完成所有的項目。即使只做一兩樣，就會讓你感覺很棒了。這就是阿育吠陀神奇的地方，小小的改變便能發揮深遠的作用。身體已經等這一刻等了很久，所以馬上就會有反應！ 在第二部分的章節裡，我將一一描述要如何進行這些活動，説明它們個別帶來的好處。

- 芳香療法（第90頁）
- 調息法（第114頁）
- 乾刷按摩（第86頁）
- 足部清洗與抹油按摩（第124頁）
- 頭部抹油按摩（第125頁）
- 冥想（第118頁）
- 抹鼻油（第89頁）
- 洗鼻壺（第88頁）
- 全身抹油按摩（第86頁）
- 油漱法（第84頁）
- 直視太陽（第123頁）
- 刮舌頭（第83頁）
- 瑜伽（第92頁）

每一種體素者
該注意的地方

　　物以類聚是宇宙定律。我們的日常飲食和活動應該要試著滿足每一種體素，自己也要留意內心感受、天氣、行程，知道哪一個體素可能過於旺盛（觀察是否出現失調徵象；參見第11頁）。有時候，我們覺得挫敗、憤怒（火能過於旺盛），或者很想把棉被蓋在頭上不起床（水能過於旺盛），或者因為路上有太多事情令我們分心，所以開會差點遲到（風能過於旺盛）。阿育吠陀療法提及體素失調時，說的都是某一個能量特質太過旺盛，不會說有哪一個能量太少。

　　每天都能體察自己的狀態，是實踐阿育吠陀的重點。有些人可能存在著根本宿疾或者久未改善的失調狀況，必須時時刻刻進行平撫；然而，每個人每天都不一樣。保持覺察、認識自我，運用本書傳授的方法潛移默化地治癒自己，二十四小時不間斷。這就是阿育吠陀的真義：透過飲食與自我照護，讓身體時時進行自然排毒，輕鬆完成它本該完成的任務。

　　每一種體素都能透過飲食、運動、冥想、調息等達到平衡。前面曾經說過，每一個體素者都要攝取六味，才能保持平衡，但你應該根據自己的需求來減少或增加某一味在一餐當中的比例；運動方面，每一個體素者都應綜合訓練拉筋（瑜伽）、有氧和負重，因為這三種活動可以平衡所有的體素。

　　冥想對某些人來說很有挑戰，對某些人而言宛如一種救贖。然而，我建議每一個體素者都要從事冥想，只要花點時間與技巧，就能讓你得到莫大效益。各體素若能學會調息來自我提升或平撫失調狀態，也將會獲益匪淺。最後，誦念咒語也有助使平靜思緒、刺激心智，開啟創意與治癒的管道。上述這些做法都會在第二部分詳細說明。

風能指引

　　風能擁有冰冷、乾燥、粗糙、根基不穩等特質，所以飲食、運動、呼吸的方式要能減緩這些特質。風能者應該吃溫熱且容易消化的熟食，身體才能留住能量，保持溫暖與健康。風能者不適合吃生食，因為那些用來消化生食的能量可以被用在其他的新陳代謝過程，包括修復組織和清潔血液。風能者也應該擬訂時程表，遵守日常例事，尤其是規律的用餐時間。風能者是所有生命能量中，唯一會忘記要吃東西的，可能吃了半條巧克力，就放在袋子裡，忘了它的存在。火

能和水能者絕不會發生這種事！此外，風能者本性容易擔心害怕，所以讓自己感覺安全安心是很重要的。

- 吃東西要吃充分煮熟、容易消化的，而且應該搭配溫熱的液體（最好是溫開水），邊吃邊喝。
- 多吃甜、酸、鹹三味，可以滋養風能者。
- 少吃辛、苦、澀三味，否則會助長風能。
- 穿著暖和。即使是夏天，也要實施洋蔥式穿法。秋冬、初春都要記得戴圍巾。
- 風能者適合從事的運動有：有助扎根、速度緩慢的太極或氣功；在溫水中游泳；緩慢溫和的瑜伽招式；天氣暖和時出門散步；短程健行；在平地上輕鬆騎單車。

火能指引

火能的屬性包括熱、酸、辛，所以必須利用相反的特質來平衡之。這些火熱、旺盛的特性能使火能者茁壯，因此他們會受到這些加重火能的事物所吸引。可是，火能者如果失調，對自己、對他人都會造成傷害。

火能者超愛吃辣，而且喜歡跟別人說這件事！他們會邊吃辣椒邊滿頭大汗，還一邊告訴你他們多愛吃辣。但是，他們之後就會飽受胃灼熱和消化不良之苦。因此，使用冷涼、味甜的食物可以使火能者冷靜下來，減少競爭和較勁也很重要，還要從事比較需要合作的單人或團體運動。

- 選擇性涼的食物和飲品。火能者很愛冷飲，所以可以的話，要從加了冰塊的飲料，慢慢過渡到冰過（但未加冰塊）、偏涼，甚至接近室溫的飲料。
- 多吃甜、苦、澀三味，可中和火能者火熱的屬性。
- 少吃酸、鹹、辛三味，因為這些會使火能加重。
- 運動時避免讓身體過熱。
- 火能者適合從事的運動有：速度中等的運動，例如快走和慢跑；在涼水中游泳；非競爭性的單車活動；越野滑雪；在涼爽的天氣從事戶外活動。

水能指引

水能是由土和水所組成，因此較其他兩種體素來得沉重、穩固。如果讓他們自由選擇，他們會整天吃甜食或沉重、油膩、油炸的食物。水能者也很喜歡香濃的口感，但這只是加重了沉重、遲鈍、無精打采的水能特質。辛、苦、澀三味可以去除體內多餘的

水能，讓身體不再那麼濕。水能通常沒什麼口腹之欲，但是每到早餐、午餐或晚餐時段，就必須要吃東西！所以，他們一定會吃。水能者若想減重，一天吃兩餐會很有幫助。早上十點到下午兩點之間吃一頓大餐，傍晚時分（五、六點）再吃輕食晚餐，這樣就足夠了，可以消除多餘的水能。

- 多吃容易消化的輕食，因為水能者的消化系統比較遲緩。

- 少吃乳製品，因為這些食物又冷又甜又酸，正是水能的特質。

- 選擇溫熱的飲食，因為水能者身體通常偏寒。冷涼的飲食會加重水能，產熱又會耗費許多能量，還不如用來進行新陳代謝。

- 不要喝太多水，否則會增強水能。一整天只要啜飲溫水即可。

- 多吃辛、苦、澀三味，可以去除體內多餘的水能。

- 少吃甜、酸、鹹三味，才不會在甜美的水能者體內增加這些特質，進而導致增重、活動力差。

- 穿著暖和，這樣身體才可以將能量用來進行活化與修復。

- 水能者適合從事的運動有：促進發汗的劇烈運動及長時間的體能鍛鍊活動，像是跑步、有氧運動、舞蹈、划船、較劇烈的瑜伽招式和負重訓練。

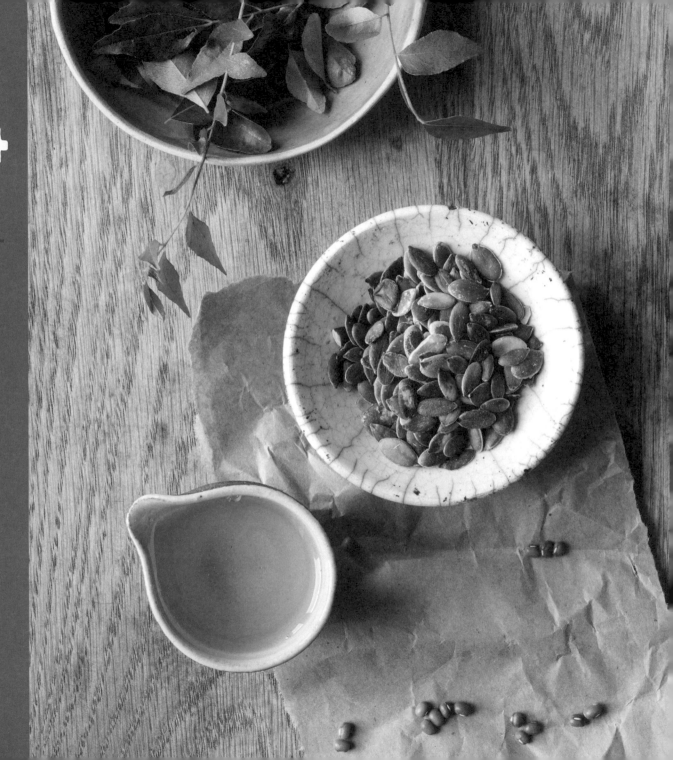

第 4 章

二十一天慢慢認識阿育吠陀

　　嘗試任何新事物時，別忘了給自己時間和彈性。順利的話，你將有一輩子的時間讓這些事物漸漸融入日常生活，所以一步一步慢慢來就好。當你開始發現阿育吠陀的優點，就很可能想要把它變成永久的生活型態。因此，剛開始不要急，了解每一項做法背後的理由，看看哪一些會讓你感覺良好。這是一個人的旅程，所以你應該跟著自己的腳步，按照自己的速度走，準備好了再加入更多新元素。放慢腳步，更有可能堅持下去。

　　沒有必要一下子就轉換生活方式，也不需要一次就嘗試數個月之久。你可以將這個章節當成一份地圖，花三個星期淺嘗阿育吠陀。記住，你可以自己實踐，但是如果覺得找諮詢師對你有幫助，那就與阿育吠陀諮詢師安排碰面，得到更多支援。

出發前的三步驟

　　首先，我們來看看展開阿育吠陀新生活之前，需要準備什麼。第一，務必確定你現階段的人生適合開始一項轉變重大的計畫。比方說，假如你下個星期打算出門度假，或者正忙著搬家，那可能就很難執行這項二十一天計畫。如果你覺得時機很好，那就使用一本全新的日誌來擬訂計畫——也就是阿育吠陀專用的日誌本。

1. 檢視自己目前的狀態

　　點出你最主要的擔憂或是人生中主要希望改變的地方。靜下心來，坐著深呼吸，回答下列的問題。記住，佛陀說過：「初念最佳。」換句話說，就是不要過濾自己的思想，讓它自然流動。在你的阿育吠陀日誌本裡寫下這些問題的答案：

- 生命中有什麼不順我意的地方？
- 如果可以做到任何事情，我想做什麼？
- 是什麼阻礙我前進？

　　接著，把可能對你的健康造成阻礙或是你人生中正在面臨的問題一一列出，在每一條項目旁邊寫下一個簡單的解決方式。別去想解決方式能否實現，寫出來就對了。例如：

問題：每天工作結束後，我都沒有精力煮一頓健康的晚餐。
解決方法：早上先把晚餐要煮的東西備好料，等到要煮晚餐時，一切都已就緒。

問題：我不會做菜。
解決方法：上烹飪教室，學會一道菜。邀請朋友來家裡一起做菜。

問題：我早上沒有時間做任何阿育吠陀建議的事。
解決方法：早起十分鐘，只做其中一件事就好。不要按下「稍後提醒」鍵，起床就對了！

2. 設定意向

　　想一想，你希望改變能夠達成什麼？你想達成的肯定是正面的事情，所以你必須設定意向，讓這些事實現。先花點時間靜靜思考這個問題，接著在阿育吠陀日誌本裡寫下任何閃過的答案。不需要寫好幾頁，只要幾個想法或句子就足以設定好意向。務必明確寫出自己的需求和願望，而且要正面積極！寫下來後，感覺就會真實許多。

3. 整理居家環境

花點時間仔細檢查家裡有什麼不適合你的東西。從廚房開始，看看櫥櫃、冰箱和冷凍庫是不是有垃圾食物、加工食品、冷凍食品等不健康的食物？有的話，可以把不易腐壞的東西打包起來，改天再吃，或者乾脆捐出去。會壞掉的食物，清空吃掉，但是放很久的剩菜一定要丟垃圾桶或廚餘桶。

既然來到廚房了，就順帶檢查一下自己有沒有一些必備的廚具吧。不要使用有鐵氟龍塗層的廚具來做菜，因為鐵氟龍如果刮傷或過熱，可能會釋放有毒物質。你會需要各種鍋具，但是一開始至少要準備一個四公升容量的湯鍋、一個大的炒鍋和一個小的炒鍋。其他有用的器具包括：手持式攪拌棒、桌上型調理機、壓力鍋、濾網和榨汁機。如果沒有這些設備，也不必跑出去買，不如把錢花在阿育吠陀的相關用品上。

接下來，檢查浴室、梳妝台、清潔用品櫃的東西，任何含有刺鼻化學物質的用具都與阿育吠陀的方活型態不相容。你不需要丟掉一切，但是請留意哪些東西快用完了，日後選購比較健康的產品。

如果負荷得了，也請購買一些阿育吠陀的相關產品。Himalaya、Auramere、布朗博士（Dr. Bronner's）和 JĀSÖN 是幾個我很喜愛的天然保養品牌，至於居家清潔用品的牌子，我會選擇淨七代（Seventh Generation）。當然，你也可以使用白醋、檸檬汁、硼砂和小蘇打，自己做出萬用清潔劑。關於我所推薦的品牌資訊，請見第161頁的參考資源。

二十一天的阿育吠陀自我照顧計畫

請以週、而非日為單位來規劃。第一週的目標是添購用品、學幾道菜，並且好好思考如何執行日常的養生活動（dinacharya）；在第二週，我們要試著在日常生活安插更多阿育吠陀的活動和料理；到了第三週，你會發現自己想要持續學習新料理、為早晨活動創造時間與空間，並開始執行同屬日常活動一部分的晚間活動。

這二十一天計畫當中的每一週都被分成身、心、靈三項，接下來我將引導你如何個別照顧這三者。第48頁有一份空白的表格，你可以用它來客製化自己的日常活動。

第一週

心：把注意力放在你想看見的改變

上，具體想像實現這些改變所需進行的步驟。在阿育吠陀日誌本裡寫下每天要採取的一個行動，讓自己可以感覺更平衡。列出一樣能讓自己感覺良好、且做得到的事情，再列一樣對你不再受用、應該放下的事情。除了列出來，每一天都要努力實踐這些行動，或者至少要擬訂行動計畫。

身：要為這週做準備，請先閱讀第五章的食譜。接著，選擇三道菜，其中一道必須是米豆粥（參見第61–66頁）；米豆粥三餐都適合吃。每天早上煮一壺「每日孜然香菜茴香茶」（參見第57頁），慢慢喝一整天。你也可以改煮薑茶來喝，加幾片新鮮的薑在熱水中即可，同樣喝一整天。

買刮舌苔器（參見第83頁）、乾刷（參見第86頁）、塗抹鼻孔的專用油（參見第89頁）和按摩全身的油（參見第86頁），開始嘗試日常活動。要進行油漱法等活動，有機芝麻油非常適合，但請不要買在製作過程中經過烘炒的那種料理專用胡麻油。

靈：安排時間和空間進行冥想（參見第118頁）與調息（參見第114頁），至少做五分鐘。你可以在手機或平板上下載一些 App 幫助冥想，像是 Insight Timer 和 Headspace。在阿育吠陀日誌本或 App 裡記錄冥想的時間。在這個星期，每天都試著延長幾分鐘的冥想時間。留意自己的感受，冥想結束後，寫下幾個字，提醒自己浮現了哪些想法或觀察。

第二週

心：注意自己在這二十一天的過程中，曾出現哪些感受。你是否感覺到抗拒、接受、興奮、無趣，還是其他情緒？無論出現何種感受，都要記錄在阿育吠陀日誌本裡。讓所有的情緒浮現，接著釋放，專注在讓你感覺良好事物上。如果你發現自己在前進的道路上創造了障礙，就把它們寫下來，揉成一團，然後丟掉，繼續回到原訂的計畫。提醒自己，你跟你的想法是不一樣的。給自己加油打氣。想想嬰兒學步的樣子，是一步一步來的。只是做出幾個小小的改變，並不需要創造障礙物。放下，接著找回熱忱。

身：閱讀第50頁的活動範本，展開你的日常活動。把刮舌苔器、按摩全身的油及乾刷拿出來。早上挪出時間將每一個活動排入早晨活動中。這個星期做兩道新的料理。在第五章的食譜中尋找喜歡的早餐料理。學著製作印度酥油（參見第58頁）。

靈：練習在戶外自然環境中邊散步邊冥想。留意身體來到戶外的感受：移動、呼吸、產生連結。沉浸在自然元素中。練習在

日出和日落時直視太陽（參見第123頁）。延續上一週的冥想與調息練習，跟第一週一樣，每天延長幾分鐘的時間。

第三週

心：檢查哪些方面出現成效、哪些方面沒有效果。允許自己有調整的空間，直到感覺對了為止。不要逼迫自己，沒有必要那麼死板。對自己寬鬆一點，讓改變自然地、慢慢地發生。

身：每天或每隔一天就做一道新料理。注意季節變化，了解哪些蔬果是當季的，買菜時就買那些蔬果。每一餐的分量做少一點，以免留下剩菜。請參見第八章的季節相關建議。

每天練習瑜伽至少十分鐘。從第六章的招式中選擇讓你感覺舒服的那幾個，好好練習。可以的話，選一個好的老師，報名瑜伽課程。一週上一次課就夠了，但是每天都要在家練習。

開始將晚間活動排入日常活動中（參見第52頁）。在腳上和頭皮上抹油按摩（參見第124–125頁）。睡前服用三果實（參見第143頁）、喝金黃牛奶（參見第60頁）。

靈：延長冥想時間，嘗試一天做三十分鐘。對自己和他人寬容一點。降低期望、接受事物的真實樣貌，但要想像事物的可能性。開始練習探索自我的冥想（參見第118頁），持續進行調息。

客製化自我照護計畫表

讀完本章的指引後，你可以運用下面的表格來客製化
自己的阿育吠陀日常活動。

第一週						
週一	週二	週三	週四	週五	週六	週日
心						
身						
靈						
筆記						

第二週						
	週一	週二	週三	週四	週五	週六	週日
心							
身							
靈							
筆記							

第三週						
	週一	週二	週三	週四	週五	週六	週日
心							
身							
靈							
筆記							

心

日常活動範本

在阿育吠陀療法中，我們日常進行的那些練習和計畫時程，稱作日常活動。我的日常活動滿固定的，但會根據季節、空閒時間的多寡及當天的感受而調整改變。每個人的日常活動都會有點不一樣，但是，我們可以來看看典型的阿育吠陀生活大概長什麼樣子。

晨間

- 在早上六點到七點之間醒來，最好不用靠鬧鐘。如果居住環境許可，睡覺時將窗簾拉開，是讓自然光叫醒你的好方法。

- 下床前，先設定好這天的意向。將空氣深深吸入腹部幾次，專注在這一天的重要任務上。花點時間表達感恩，說出今天你想為自己做的一件事。

- 在床上坐起來，做一些溫和的彎曲和伸展動作，暢通血液。站起來，做幾次分腿前彎式（參見第100頁），起身時吸氣、彎下時吐氣。感受心跳，表達感恩。

- 移動到浴室，花點時間充分排出晚上跟營養物質分開的廢物：排尿，並給自己時間排便完整。如廁墊腳凳是個很棒的投資。這是一種可貼著馬桶收納的小凳子，把腳放在上面，藉此將膝蓋抬得比臀部高，排便就會更加順暢。排便時不要硬擠，深呼吸，腸子在吐氣時比較容易清出廢物。放輕鬆。留意糞便的形態（參見第24頁），因為它會明確告知你的健康狀況。

- 洗完手後，用刮舌苔器或湯匙刮舌頭。注意看看有沒有舌苔，有的話是什麼顏色（參見第83頁）。

- 使用天然的或阿育吠陀品牌的牙膏刷牙（我在第21頁列出了喜歡的牌子），使用小蘇打也可以。

- 使用椰子油或芝麻油進行油漱法（參見第84頁）。含十到二十分鐘之後，將油吐到垃圾桶中。不要往洗手台吐，否則水管會阻塞。

- 將四分之一小匙的小蘇打與一些溫水混合，漱漱口。

- 喝一小杯溫熱的檸檬或萊姆水（參見第85頁）。不要在清除口腔的細菌之前飲用，否則會把身體在夜晚努力想要排出體外的東西給吞進去。

- 如果住在潮濕的環境、出現季節性過敏、正在進行淨化，這時候可以使用洗鼻壺（參見第88頁）。

- 如果未使用洗鼻壺，就在鼻孔內抹油
  （參見第89頁）；如果有使用洗鼻壺，
  至少要等一個小時才能在鼻腔內抹油。

- 冥想二十至三十分鐘（參見第118頁）。

- 從事你的生命能量適合的運動。阿育吠
  陀建議在一天當中的水能時段運動，也
  就是早上六點到十點以及傍晚六點到晚
  上十點之間。

- 使用乾刷（參見第86頁），並且／或者
  進行抹油按摩（參見第86頁）。

- 使用天然的肥皂和洗髮乳洗澡。如果有
  進行抹油按摩，不需要把油完全洗掉，
  可以在皮膚表面保留一層薄薄的油，出
  門在外時用來阻擋環境毒素。

- 吃一頓溫暖有營養的早餐。別忘了，水
  果跟其他食物不要一起吃，因為水果消
  化的速度跟其他食物不同。一個不錯的
  做法是，在冥想前後吃水果，這樣水果
  就有時間消化（至少四十五分鐘），洗
  完澡吃正餐時，體內會有比較多的消化
  液準備就緒。

- 在早上十點到下午兩點的火能時段，吃
  下一天當中最豐盛的一餐。如果早晨活
  動完成後已經超過十點，那就試著讓這
  成為一天當中營養最豐富的一餐。把它
  想成晚一點吃早餐或早一點吃午餐。下

若想節省時間，順暢完成早晨活動，可以在浴室放一個電熱水壺，用來煮開水喝或進行其他活動。我自己在浴室放了一個阿育吠陀矮凳，讓早晨活動更加順利。矮凳上放了哪些東西？電熱水壺、蘋果醋、椰子油、全身按摩用的油、阿育吠陀草藥粉或錠、精油、乾刷、洗鼻壺、塗抹鼻孔的油、量匙、混合粉末用的小缽、小水杯、小蘇打。

一餐要間隔四到五個小時。根據早餐進食的時間，你有時候可能會一天吃兩餐，有時候則是一天三餐。偶爾一天只吃兩餐沒關係，特別是對水能者來說。

午間

- 若要從事需要耗費精神或體能的工作，
  最好的時間是早上十點到下午兩點的火
  能時段。

- 一天當中最豐盛的一餐是午餐，請專注
  認真地吃。這也是攝取蛋白質的好時
  間。

- 飯後散步五到十分鐘，促進消化。

- 從事需要創意的工作，最好的時間是下午兩點到六點的風能時段。

晚間

- 必要的話，可在晚餐前快速沖一下澡，「洗掉一天的辛勞」。

- 在下午五點到晚上七點之間（傍晚六點到晚上十點為水能時段）吃輕食晚餐。

- 飯後散步五到十分鐘，促進消化。

- 從事讓你靜心的活動，如摺衣服、讀書或聽音樂。

- 睡前服用三果實（參見第143頁）、喝金黃牛奶（參見第60頁）。

- 使用牙線潔牙，接著刷牙。

- 晚上九點或十點前就寢。這個時段也是最適合性愛的時間（參見第126頁）。

- 把腦海中浮現的任何想法記錄下來，不讓它們干擾你的睡眠。

- 在耳朵、頭部和足部抹油，舒緩神經系統，促進深沉睡眠（參見第86頁）。

- 使用肉豆蔻或薰衣草精油來幫助睡眠；這兩種精油對所有體素者都很好（參見第90頁）。

- 陷入沉睡前，一邊進行舒緩調息，一邊默念咒語（參見第110頁）。

- 試著在晚上十點或十一點前睡著（晚上十點到凌晨兩點為火能時段）。

- 如果夜裡醒來，調息或誦念咒語（參見第110頁）可幫助你重回睡眠。

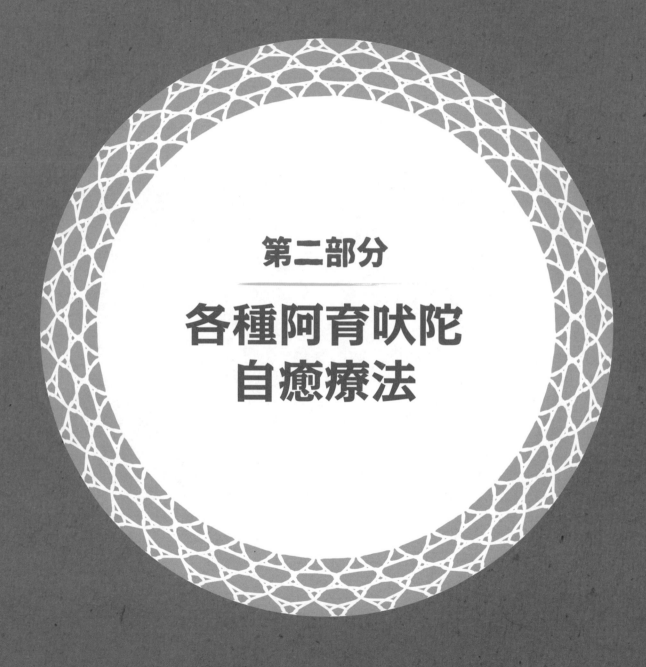

第二部分

各種阿育吠陀
自癒療法

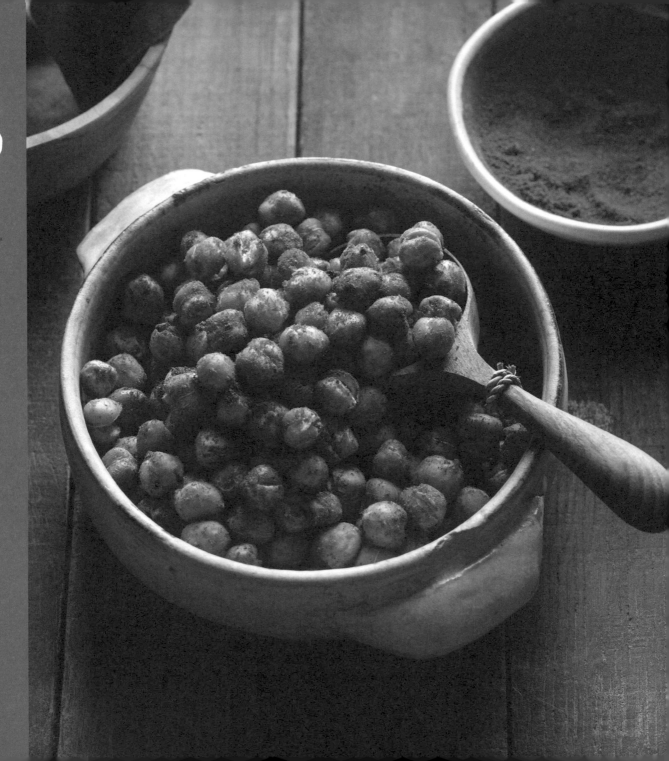

第 5 章

阿育吠陀療癒食譜

　　本章收錄的食譜大部分都是一鍋即可完成，且可以自成完整的一餐。油、香料、豆子、穀物和葉菜類組合在一起，會創造出健康、豐盛、營養完整的菜餚。這些食譜都是素的，但是阿育吠陀體系也有考量到，有些人的確需要偶爾吃肉。如果你不習慣吃素，這些料理一個星期吃幾餐即可。

　　你會發現，我沒有收錄任何生食料理。在阿育吠陀療法中，我們希望食物至少有稍微煮過或蒸過，好讓消化過程更加順利。吃生食，身體需要消耗大量能量才能加以分解與消化。把食物煮熟（並且細嚼慢嚥），就能幫助身體啟動消化的過程。這樣一來，我們馬上就能夠運用食物裡的營養，把能量留給身心其他需要治癒與修復的部位使用。嘗試這種飲食幾個星期，你就會發現自己感覺棒極了。

每日孜然香菜茴香茶

可緩和風能、火能與水能

分量：5人份　　準備時間：3分鐘　　烹調時間：5分鐘

　　這個容易的製作飲品具有很棒的療效，孜然、香菜和茴香的種籽混合在一起，有助點燃「消化之火」、改善消化功能、滋養組織，並且抑制口腹之欲。阿育吠陀的相關研討會和演講上，常常會供應這種茶，讓出席者可以整天飲用。

水	5杯
孜然籽	1小匙
香菜籽	1小匙
茴香籽	1小匙
印度藏茴香籽	1/2小匙（可省略）

我通常會在早上預先煮好一大鍋茶。此外，我會提前將所有的種籽等量混合好，等到要煮茶時，根據水的多寡來調整種籽的用量，每倒入一杯水，就使用一小匙事先混合的種籽。

1. 在一個小湯鍋中放入水和香料種籽，攪拌均勻。

2. 把水煮開，小火滾煮五分鐘。離火，瀝掉固體。

3. 把煮好的茶倒入杯子裡，好好享用。

印度酥油

可緩和風能與火能，水能者用量要減少

分量：約280公克　　烹調時間：15到25分鐘（視情況）

　　這黃澄澄的神奇酥油是許多阿育吠陀食譜、藥物和療法的基礎。人們相信，印度酥油是唯一一種能讓食物和香料的營養成分深入所有七層組織——淋巴、血液、骨骼、肌肉、脂肪、神經系統和生殖系統——的油類。印度酥油也是一種可高溫調理的食用油，能夠活化香料的眾多治癒特性，因此許多食譜的第一個步驟就是使用印度酥油炒香料。掌握了製作印度酥油的訣竅之後，可以試著加入不同的香料或香草，如丁香花苞、蒜頭和香菜葉。有些人覺得製作印度酥油很難，但只要保持專注、運用五感、注入愛與關懷，你的印度酥油就會美味、營養又充滿療效。

有機無鹽奶油1磅（4條）

1. 把奶油放入湯鍋（最好是厚底的）。開中火，看著奶油融化。製作印度酥油需要用到所有的感官，因此不要走開。

2. 奶油開始融化後，轉為中小火，偶爾攪拌，或乾脆都不要動它。牛奶固形物開始跟奶油分離的時候，最上面會出現白色泡沫，水分蒸發時則會冒細煙。奶油會開始噴濺，聲音越來越大、越來越快。

3. 煮酥油的時間會根據海拔高度、奶油種類、鍋爐種類等而有所差異，但經過十到十五分鐘左右，你會發現聲音漸漸變小了。顏色會轉為深金黃色，牛奶固形物會沉澱在鍋底，開始變成褐色，並散發出非常明顯的香氣。等到聲音安靜下來，只剩下幾個泡泡時，就表示完成了。此時要盡快離火，因為牛奶固形物很快就會燒焦，要小心。

4. 讓滾燙的酥油在鍋裡冷卻幾分鐘。

5. 小心地將酥油篩入耐熱玻璃或酥油專用的不銹鋼容器中，繼續冷卻。酥油沒有經過冷卻的程序，不要直接倒入玻璃

罐，否則罐子會破裂。如果一定要這麼做，就在罐子裡放一根金屬湯匙吸熱。

6. 鍋底的固形物可以當作寵物的零嘴少量餵食，也可加入一點片糖，會更美味。

印度酥油不可冷藏，也不能碰到水。只要把蓋子蓋好，保持乾燥，印度酥油就能存放非常久的時間。切勿使用濕的刀子或湯匙挖酥油，否則會壞掉。在印度可以買得到被當成藥販售的百年酥油，但是自己製作的酥油不需要放這麼久，就能有非常棒的療效。

金黃牛奶

可緩和風能、火能與水能

分量：約1人份　準備時間：2分鐘　烹調時間：5分鐘

　　金黃牛奶歷史悠久，在許多方面都能滋養身體。薑黃有助消炎，酥油能將療癒特性分散到身體各處，牛奶裡的色胺酸則能幫助睡眠。金黃牛奶具有鎮靜、修復的效果，而且很好喝。如果想做成純素的，可以使用杏仁油和牛奶替代品（如沒有添加氧化鋅的杏仁奶、大麻奶或椰奶）來取代牛奶和酥油。

全脂羊奶（水能和火能）或牛奶（風能）	175–235毫升
印度酥油	1/2小匙
薑黃粉	1/2小匙
薑粉	1/2小匙
黑胡椒粉	1撮
肉桂粉	1撮
肉豆蔻粉	1撮，幫助睡眠
片糖	一小塊（可省略）

1. 把所有的食材放入小湯鍋，使用中大火煮滾，接著轉小火沸煮一兩分鐘。

2. 倒入杯子裡，睡前飲用。如果想在白天享用，就不要加肉豆蔻。

訣竅：如果有便祕的問題，多加一點酥油會很有幫助！

風能米豆粥

可緩和風能

分量：約4人份　準備時間：10分鐘（不含浸泡時間）　烹調時間：20到30分鐘

　　我做的第一道阿育吠陀料理就是米豆粥，參考了阿瑪蒂晨星的《阿育吠陀食譜書》（The Ayurvedic Cookbook）。為了做這道菜，我買了所有的異國食材。我完全不知道自己在做什麼，但我決心一定要開始過阿育吠陀的生活。當我坐下來，吃了第一口之後，整個身體都發出了「嗯」的讚嘆聲，彷彿我的五臟六腑和大腦終於找到能完全滿足情感、性靈和生理各層次的東西。我真的感覺完整飽滿，而我希望你也有同樣的感受。這道料理適合在季節交替的大淨化食用，也適合用來讓身心平靜。把它當成早餐、午餐或晚餐吃都可以。

綠豆仁	1/2 杯	黃洋蔥	1小顆，切小塊
印度香米	1/2杯	蒜頭	1瓣，切碎
切塊蔬菜（一至兩種，參見下一頁的建議）	2杯	新鮮的薑	1塊（5公分），去皮切碎
印度酥油	2大匙	水	4-6杯 ⊗
黑芥末籽	1小匙	海鹽	1小匙 ⊗⊗
阿魏粉	1撮	胡椒	1/2小匙
孜然籽	1/2小匙	額外的印度酥油	1小匙（可省略）
印度藏茴香籽	1/2小匙	Bragg 胺基酸醬油	1小匙（可省略）
香菜籽粉	1/2小匙	新鮮香菜葉	1小把，切碎（裝飾用）
薑黃粉	1小匙		

➤

1. 把綠豆仁和香米放進一碗水中，清洗至水不再混濁為止。碗裝滿水，讓綠豆仁和香米在裡面浸泡一個小時。同一時間，準備其他食材。

2. 蔬菜洗淨切塊。

3. 在開始調和酥油和香料之前，先開啟排油煙機，因為香料會釋放很濃郁的香氣。接著，使用五點五公升左右的湯鍋以中大火加熱酥油。放入黑芥末籽。芥末籽爆開之後，放入阿魏粉、孜然籽、印度藏茴香籽、香菜籽粉和薑黃粉，烹煮一分鐘或待香氣釋出。香料很容易燒焦，切勿讓食材冒煙。

4. 拌入洋蔥、蒜和薑。

5. 瀝乾香米和綠豆仁，加入鍋中。攪拌均勻，讓酥油和香料充分裹上香米和綠豆仁。續煮一到兩分鐘，偶爾攪拌即可。

6. 把水倒入鍋中，攪拌均勻。放入蔬菜，再次攪拌均勻。蓋上鍋蓋，以中大火煮開。

7. 轉小火滾煮。鍋蓋稍微傾斜，讓蒸氣冒出來（這樣做可排出過多的風能）。續煮大約十五分鐘，直到水分收乾，或者煮到你喜歡的濃稠度。

8. 快煮好之前，加入鹽和胡椒調味。

9. 離火，把米豆粥分成四份。如果要加額外的印度酥油、Bragg 胺基酸醬油和香菜葉，請加在馬上要吃的那一份。

⊗ 想要燉菜的濃稠度，就加少一點水；想要比較湯湯水水的口感，就加多一點水。

⊗⊗ 使用海鹽可以增加濕潤感；這份食譜不適合使用喜馬拉雅鹽。

這道料理適合使用的蔬菜有：瓜類、四季豆、甜菜根、秋葵、白蘿蔔、紅蘿蔔、豌豆和地瓜。要加熱米豆粥，只要在鍋裡加一點水，使用中火加熱即可。不要使用微波爐，也不要冷凍。

火能米豆粥

可緩和火能

分量：4人份　準備時間：10分鐘（不含浸泡時間）　烹調時間：20到30分鐘

　　這道米豆粥跟風能米豆粥一樣營養充足、令人滿足，使用了性涼的香草和香料，可以在各個層次上平衡火能。少了黑芥末籽和阿魏等屬熱的香料、多了香菜和椰子這兩樣性涼的元素，火能者也可以享受這道令人感覺欣喜的美食，而不用擔心燥熱過頭。火能者可以讓粥放涼一點之後再食用。

綠豆仁	1/2杯	新鮮的薑	1塊（2.5公分），去皮切碎
印度香米	1/2杯	水	4-6杯 ⊗
切塊蔬菜（一至兩種，參見下一頁的建議）	2杯	海鹽	1小匙 ⊗⊗
印度酥油	2大匙	額外的印度酥油	1小匙（可省略）
孜然籽	1/2小匙	Bragg 胺基酸醬油	1小匙（可省略）
香菜籽粉	1/2小匙	新鮮香菜葉	1小把，切碎（可省略）
茴香籽	1/2小匙	無糖椰子絲	1-2大匙（可省略）
薑黃粉	1小匙		
黃洋蔥	1小顆，切小塊		

➤

1. 把綠豆仁和香米放進一碗水中，清洗至水不再混濁為止。碗裝滿水，讓綠豆仁和香米在裡面浸泡一個小時。同一時間，準備其他食材。

2. 蔬菜洗淨切塊。

3. 在開始調和酥油和香料之前，先開啟排油煙機，因為香料會釋放很濃郁的香氣。接著，使用五點五公升左右的湯鍋以中大火加熱酥油。放入孜然籽、香菜籽粉、茴香籽和薑黃粉，烹煮一分鐘或待香氣釋出。香料很容易燒焦，切勿讓食材冒煙。

4. 拌入洋蔥和薑。煮到洋蔥軟化，為火能者增加甜味。

5. 瀝乾香米和綠豆仁，加入鍋中。攪拌均勻，讓酥油和香料充分裹上香米和綠豆仁。續煮一到兩分鐘，偶爾攪拌即可。

6. 把水倒入鍋中，攪拌均勻。放入蔬菜，再次攪拌均勻。蓋上鍋蓋，以中大火煮開。

7. 轉小火滾煮。續煮大約十五分鐘，直到水分收乾，或者煮到你喜歡的濃稠度。

8. 快煮好之前，加入鹽調味。

9. 離火，把米豆粥分成四份。如果要加額外的印度酥油、Bragg 胺基酸醬油、香菜葉和椰子絲，請加在馬上要吃的那一份裡。

⊗ 想要燉菜的濃稠度，就加少一點水；想要比較湯湯水水的口感，就加多一點水。

⊗⊗ 使用海鹽可以增加濕潤感；這份食譜不適合使用喜馬拉雅鹽。

這道料理適合使用的蔬菜有：牛蒡、櫛瓜、四季豆、蘆筍、紅蘿蔔、芹菜。要加熱米豆粥，只要在鍋裡加一點水，使用中火加熱即可。不要使用微波爐，也不要冷凍。

水能米豆粥

可緩和水能

分量：4人份　準備時間：10分鐘　烹調時間：20到30分鐘

　　這道極為營養的料理可以當成早餐、午餐或晚餐食用，也非常適合作為淨化期間的單一飲食。水能米豆粥使用的印度酥油量比較少，但是酥油對一道滿足身心靈的料理而言還是不可或缺的，因為它能幫助營養深入七層組織。一點點酥油效果就很顯著！水能者也可以試著開大火來加速整個烹調過程，只要保持專注、攪拌的頻率高一點，就沒問題。加快烹調過程，可能有助水能者手腳變快！

綠豆仁	1/2杯	阿魏粉	1撮
印度香米或藜麥	1/2杯	薑黃粉	1小匙
切塊蔬菜或葉菜類（兩至三種，參見下一頁的建議）	2杯	蒜頭	1-2瓣，切碎
紅蘿蔔	3根，切塊	新鮮的薑	1塊（5公分），去皮切碎
芹菜梗	2根，切塊	黃洋蔥	1小顆，切小塊
印度酥油	1小匙	水	4-6杯 ⊗
黑芥末籽	1小匙	喜馬拉雅鹽	1-2小匙 ⊗⊗
孜然籽	1/2小匙	胡椒	1小匙
香菜籽粉	1/2小匙	Bragg 胺基酸醬油	1小匙（可省略）
印度藏茴香籽	1/2小匙	新鮮香菜葉	1小把，切碎（裝飾用）
肉桂粉	1/2小匙		
丁香粉	1/2小匙（或丁香花苞2-3朵）		

➤

---

[1] 註：國外的紅蘿蔔品種較小，因此三根的量大約相當於台灣常見的那種紅蘿蔔一根的量。
[2] 註：書中食譜使用到的芹菜，指的是西洋芹。

1. 把綠豆仁和香米或藜麥放進一碗水中，清洗至水不再混濁為止。碗裝滿水，讓綠豆仁和香米或藜麥在裡面浸泡一個小時。同一時間，準備其他食材。

2. 蔬菜、紅蘿蔔、芹菜洗淨切塊。

3. 在開始調和酥油和香料之前，先開啟排油煙機，因為香料會釋放很濃郁的香氣。接著，使用五點五公升左右的湯鍋以中大火加熱酥油。放入黑芥末籽。芥末籽爆開之後，放入孜然籽、香菜籽粉、印度藏茴香籽、肉桂粉、丁香、阿魏粉和薑黃粉，烹煮一分鐘或待香氣釋出。香料容易燒焦，切勿讓食材冒煙。

4. 拌入蒜、薑和洋蔥。

5. 瀝乾香米或藜麥和綠豆仁，加入鍋中。攪拌均勻，讓酥油和香料充分裹上香米或藜麥和綠豆仁。續煮一到兩分鐘，偶爾攪拌即可。

6. 把水倒入鍋中，攪拌均勻。放入蔬菜、紅蘿蔔和芹菜，再次攪拌均勻。蓋上鍋蓋，以中大火煮開。如果有使用葉菜類，請在第七個步驟加入。

7. 轉小火滾煮。續煮大約十五分鐘，直到水分收乾，或者煮到你喜歡的濃稠度。離火前，拌入葉菜類，使其軟化萎縮。

8. 快煮好之前，加入鹽和胡椒調味。

9. 離火，把米豆粥分成四份。如果要加 Bragg 胺基酸醬油和香菜葉，請加在馬上要吃的那一份。

⊛ 想要燉菜的濃稠度，就加少一點水；想要比較湯湯水水的口感，就加多一點水。

⊛⊛ 這份食譜要使用喜馬拉雅鹽，因為海鹽會讓水分本來就很多的水能者更濕，這樣不好。

這道料理適合使用的蔬菜有：牛蒡、白花椰、綠花椰、白皮馬鈴薯、白蘿蔔、四季豆、菠菜、羽衣甘藍、芥菜和葉用甜菜[3]。要加熱米豆粥，只要在鍋裡加一點水，使用中火加熱即可。不要使用微波爐，也不要冷凍。

---

3 註：甜菜根和葉用甜菜是不同的品種，前者為一般常見的紅色根莖類蔬菜，葉子不能食用，後者以食葉為主，葉梗呈現鮮豔的紅色或黃色，葉脈刻劃得清晰明顯。

在辦公室也能吃到溫熱的米豆粥

　　在辦公室要如何吃一頓溫熱暖胃的午餐？不要使用微波爐加熱，因為食物裡的營養會被摧毀。買一個保溫壺吧。早上出門前用爐子加熱食物，放進保溫壺，擺在辦公桌上，午餐時間到了，食物還是熱騰騰的。在印度隨處可見的不鏽鋼便當盒也很適合，可以堆疊三到五層、甚至更多層的菜餚，常見的做法是一層白飯、一層米豆粥、一層烤餅、一層蔬菜，可能還有一層是甜點。要讓食物保持溫熱，可以使用一條毛巾包住整個便當盒，再放入包包。便當盒的效果沒有保溫壺這麼好，但食物也不至於變得太冰。

炒青江菜、天貝與蕈菇

可滋養風能和火能、增加水能
分量：約1人份　準備時間：2分鐘　烹調時間：5分鐘

　　青江菜為十字花科蔬菜，充滿抗氧化劑和維生素 A，有助減輕身體壓力與防癌。我喜歡它那些微的清脆感和新鮮風味。青江菜、蕈菇和天貝結合在一起，會產生多層次的口感，雖然每一種食材的味道都不會很濃烈，卻能相輔相成。水能者可以用多種方式享用青江菜，例如清炒、煮湯，甚至是切碎做成生菜沙拉。

芝麻油	1 大匙	有機乾香菇	1/2 杯，泡水 30 分鐘
經過烘炒工序的胡麻油	3 大匙，分兩份使用	有機波特菇或其他菇類切塊	1/2 杯
洋蔥	半顆，切碎	芝麻	1 大匙
芹菜梗	2 根，切塊	溜醬油	3 大匙，分兩份使用
紅蘿蔔	2 根，切塊	青江菜	2 把
新鮮的薑	1 塊（2.5 公分），切成條狀	天貝	1 包（約 225 公克），切丁
墨西哥辣椒	1 小根，去籽、去白色內膜，切碎（火能者省略）		

1. 芝麻油和一大匙胡麻油倒入一個大平底鍋，以中火加熱。

2. 放入洋蔥，翻炒兩到三分鐘直到透明。

3. 放入芹菜梗、紅蘿蔔、薑、辣椒、香菇、波特菇（或您選用的菇類）。煮五分鐘，偶爾拌炒。

4. 撒上芝麻，加入一大匙的溜醬油。青江菜鋪在上面，續煮一分鐘後再與其他食材攪拌。

5. 蓋上鍋蓋，悶煮五分鐘或等到青江菜變軟。

6. 另起一鍋，使用剩下的胡麻油和溜醬油翻炒天貝約五分鐘，讓天貝稍微焦黃。

7. 混合蔬菜與天貝，分成四份。

給水能者的訣竅：天貝屬於比較厚重的食物，但同時也具有乾燥的效果和澀味，所以對風能、火能和水能者都有好處。然而，水能者應該適度食用。水能者應該改用1/2大匙的芝麻油、1又1/2大匙的胡麻油和半包天貝來進行烹煮。

食材祕訣：菇類一定要煮熟，沒煮熟的菇類無法消化，且可能在體內產生毒素。蕈菇會吸收土壤裡的礦物質和營養物質，因此也有可能吸收毒素。請買有機的菇類。

夏日排毒蘿蔔豆腐湯

可緩和風能、火能與水能（各體素者使用的食材略有不同）
分量：4人份　準備時間：15分鐘　烹調時間：10到15分鐘

　　這道湯品非常適合炎炎夏日，因為茴香和孜然都是性涼的食物。溫和的白蘿蔔對身體有很多好處，如消化順暢、改善血液循環、防止血塊產生。生蘿蔔汁傳統上被用來緩解頭痛、發燒、牙齦紅腫和熱潮紅等症狀，還能消炎降火。此外，白蘿蔔含有大量的鉀、維生素 C 和磷等有益健康的營養物質。即使是在夏天，溫熱的湯品也能讓人感覺滿足。早餐喝這道湯，暖暖你的脾胃，效果可以持續到午餐。

橄欖油或印度酥油	1大匙	印度藏茴香籽	1/2小匙
經過烘炒工序的胡麻油	1小匙	茴香籽	1小匙
洋蔥	半顆，切碎	孜然籽	1小匙
選用自己喜歡的菇類	切塊，1杯	蔬菜高湯	2杯
新鮮的白蘿蔔1塊（長約13公分），切片剖半		有機味噌高湯	1杯
黑豆或腰豆1杯，或是紅扁豆1/2杯（水能）／硬豆腐約225公克，切丁（風能和水能）		水	1杯
新鮮薑末	1小匙	喜馬拉雅鹽（水能）或海鹽（風能和火能）少許	
蒜頭2瓣切末（風能和水能）或蒜頭1瓣切末（火能）		現磨黑胡椒粉	適量
薑黃粉	1/2小匙	香菜幾枝，裝飾用（可省略）	

1. 橄欖油或酥油及胡麻油倒入五點五公升左右的湯鍋，以中小火加熱。

2. 放入洋蔥、蕈菇、白蘿蔔、豆子（或豆腐）、薑和蒜。翻炒至香味四溢、蔬菜變軟。

3. 拌入薑黃粉、印度藏茴香籽、茴香籽和孜然籽。加入蔬菜高湯、味噌高湯和水，中大火煮開。

4. 火力轉小，滾煮十分鐘左右。

5. 加鹽和胡椒調味，分成四份，使用香菜裝飾。

也可以跟半杯煮熟的印度香米或泰國香米飯一起食用。上面也可以撒上一些生的或烤過的南瓜籽。

冬日暖胃綠豆湯

可滋養風能、火能與水能
分量：4人份　準備時間：15分鐘（不含浸泡一整晚的時間）　烹調時間：60分鐘

　　綠豆會帶給人一種難以描述的滿足感，難怪許多文化都聲稱綠豆是自己的作物。完整的綠豆是綠色的，綠豆仁則是黃色的。綠豆的營養非常豐富，因此才被稱為「萬能豆」：無論是整顆的綠豆，抑或是黃色的綠豆仁，都含有葉酸、錳、鎂、鐵、硫胺、銅、鋅、鉀等多種礦物質，以及維生素 A、C、B6、B12、E 和 K。這樣的綠豆怎麼可能不好吃？身體知道一種食物有多好，就會熱情歡迎它。這就是我對綠豆的想法——我超愛綠豆！

整顆綠豆	1杯	新鮮薑片大略切碎	1大匙
水　6-8杯（根據自己喜歡的濃稠度調整）		有機蔬菜高湯	1-2杯（可省略）
昆布	1片	紅蘿蔔	2根，切塊
橄欖油、酪梨油或印度酥油	2大匙	芹菜梗	2根，切塊
黑芥末籽	1/2小匙	黃色馬鈴薯	1-2個，切丁
孜然籽	1小匙	墨西哥辣椒	1小根，去籽、去白色內膜，切碎
印度藏茴香籽或芹菜籽	1小匙		
孜然粉	1小匙	檸檬	1/2顆
薑黃粉	1小匙	新鮮洋香菜或傳統香菜葉	切碎裝飾（可省略）
新鮮或冷凍的咖哩葉	4-6片（可省略）		
黃洋蔥	1小顆，切碎	印度酥油	1小匙（風能和火能可省略，水能者減量使用）
蒜頭	2-3瓣，切碎（風能和水能）或蒜頭2瓣，切碎（火能）		

1. 綠豆泡水一整晚。

2. 綠豆洗淨瀝乾，放入五點五公升左右的湯鍋。倒入水和昆布，中大火煮開，約四十五分鐘。取出昆布，湯鍋放在一旁。

3. 橄欖油、酪梨油或印度酥油倒入小湯鍋，以中火加熱。

4. 放入黑芥末籽。芥末籽爆開之後，放入孜然籽、印度藏茴香籽、孜然粉、薑黃粉和咖哩葉（有使用的話）。快速攪拌。

5. 放入洋蔥、蒜和薑。以中火翻炒五到十分鐘左右，直到洋蔥變成透明，小心別讓任何食材燒焦。把所有東西倒入綠豆那一鍋。

6. 若希望增加液體量，可再多加幾杯水或有機蔬菜高湯。放入紅蘿蔔、芹菜、馬鈴薯和辣椒。以中大火煮開，再轉小火滾煮十五分鐘左右。離火。

7. 使用手持式攪拌棒大略攪碎食材，或以少量多次的方式，把湯舀到桌上型調理機中攪碎，中途打開蓋子讓蒸氣散出。高速攪打幾下即可。

8. 上菜前，擠入半顆檸檬的汁，再以洋香菜或一般香菜裝飾點綴。若有使用一小匙（水能者減量）的印度酥油，也在此時加入。

印度黑豆粥

可緩和風能;風能、火能與水能在舟車勞頓後吃這道料理會很有幫助

分量:4人份　準備時間:10分鐘　烹調時間:30分鐘

　　印度黑豆是一種很沉的豆類,可緩和風能。這道料理最適合在舟車勞頓後食用,無論是飛往印度的十三個小時班機,抑或是五小時的短途旅程,所有的旅人都會因為印度黑豆幫助扎根、暖身的特質而獲益。飛機上空氣乾燥,印度黑豆潮濕、油滑、暖和的特性則有助讓你重新找回平衡。這些屬性雖然會增加火能與水能,但若是在搭車後食用,對所有體素都有益處。風能者可以在食用前添加一匙印度酥油。

印度香米	1杯	薑黃粉	1小匙
印度黑豆仁(白色)	1杯	孜然粉	1/2小匙
白、黃或赤味噌	2大匙	香菜籽粉	1/2小匙
蔬菜高湯、香菇高湯或綜合高湯	3杯	葉用甜菜、羽衣甘藍或芥菜	4-5片,切塊
水　1-2杯(根據自己喜歡的濃稠度調整)		海鹽	1/2小匙
印度酥油	1大匙	現磨黑或白胡椒粉	
大小適中的黃洋蔥	1/2顆,切碎	Bragg 胺基酸醬油	1/2小匙(可省略)
蒜粉	1小匙	無鹽生南瓜籽或葵花籽	2大匙,裝飾用
			(可省略)

1. 香米和黑豆仁放入碗中混合均勻，洗淨瀝乾。碗裝滿水進行浸泡，同時準備其他食材。

2. 煮滾半杯熱開水，倒入小碗，拌入味噌，使味噌溶化。

3. 在七點五公升左右的湯鍋中放入味噌、蔬菜高湯和水，以中火加熱。

4. 放入印度酥油、洋蔥、蒜粉、薑黃粉、孜然粉和香菜籽粉。

5. 煮滾，倒入泡好的香米和黑豆仁。再次煮滾，轉小火，蓋上鍋蓋。偶爾攪拌，煮到液體收乾。

6. 快煮好之前，加入葉菜類拌勻。蓋上鍋蓋，在火力非常微弱或完全無火的情況下讓葉菜類軟化。

7. 加入鹽和胡椒。靜置五分鐘左右。分成四份，也可在每一份上面加 Bragg 胺基酸醬油、南瓜籽或葵花籽。

要做成純素的料理，可以酪梨油取代印度酥油。沒吃完的部分放入冰箱，隔天加一點水或高湯，再以中火加熱，即可食用。

一碗簡易的早餐

可緩和風能、火能與水能（各體素使用的食材略有不同）
分量：2人份　準備時間：5分鐘　烹調時間：15分鐘

　　我最常聽到的其中一個問題是：「早餐該吃什麼？」因為阿育吠陀不建議把水果跟其他食物混在一起吃（因為水果的消化速度跟其他食物不同），人們常常會不曉得能不能吃優格配水果、麥片粥配莓果或冰麥片配水果切片等。我的建議是：在主餐前四十五分鐘吃水果，以免消化被打亂。下面這道粥一年到頭都適合吃，非常具有飽足感，給你一個早上的活力。

藜麥（火能和水能）、小米（水能）或白米（風能）	1杯
水	2杯
羊奶（火能、水能和風能）或杏仁奶（風能）	1/2杯
肉桂粉	1小匙
肉豆蔻粉	1/4小匙
薑粉	1/4小匙
豌豆蛋白粉、奇亞籽或亞麻籽粉（可省略，可使活力激增）	1/2小匙
楓糖漿或蜂蜜	1大匙
印度酥油1小匙（風能或火能可省略）或1/2小匙（水能可省略）	

1. 藜麥、小米或白米洗淨瀝乾。在一個四公升左右的湯鍋中，放入穀物的部分和水，中火煮開。轉小火滾煮，蓋上鍋蓋。煮到水分收乾。

2. 在一個兩公升左右的湯鍋中，放入羊奶或杏仁奶、肉桂粉、肉豆蔻粉、薑粉，小火溫和加熱。

3. 將穀物的部分分成兩份，倒入等量的香料熱羊奶或杏仁奶。

4. 如果選擇使用增加活力的豌豆蛋白粉、奇亞籽或亞麻籽粉，這時候在每份粥裡面各拌入一半的量。

5. 加入楓糖漿或蜂蜜以及酥油（有使用的話）。

請遵守食譜上為各體素建議的食材，或根據季節選擇適當的穀物。冬天適合食用小米或白米，春天和夏天適合藜麥。

活力鷹嘴豆

可緩和風能、火能與水能

分量：4人份　準備時間：15分鐘（不含浸泡時間）　烹調時間：45-60分鐘

　　鷹嘴豆是用途非常廣泛的豆類，其輕盈、乾燥的屬性非常適合火能和水能，但是對風能的好處就沒那麼大了。這小小的豆子富含纖維、蛋白質、錳、葉酸、銅、磷、鐵，甚至還有一點鋅，是極為健康的食材，且卡路里和脂肪也很低。此外，鷹嘴豆也很好料理。它稍微帶有一點堅果風味和甜味，美味而不濃烈，容易吸收香料。

有機鷹嘴豆	1杯	孜然粉	1/2小匙
水	4杯（用來浸泡）	香菜籽粉	1/2小匙
昆布	1片	黃洋蔥	1小顆，切碎
水	3杯（用來烹煮）	蒜頭	2瓣，切末
葵花油	1-2大匙	咖哩葉	4片（可省略）
黑芥末籽	1小匙	切塊番茄	1杯（風能可省略，火能和水能應省略）
阿魏粉	1撮	羽衣甘藍	6-8片
薑黃粉	1小匙	喜馬拉雅鹽	
孜然籽	1小匙	現磨黑胡椒粉	
茴香籽	1小匙		

➤

1. 將鷹嘴豆和昆布一起放進水中，浸泡一整晚或至少八小時。

2. 豆子洗淨瀝乾，昆布留起來。在五點五公升左右的湯鍋中放入鷹嘴豆、昆布和水。蓋上鍋蓋，以中大火煮開。轉小火滾煮，直到鷹嘴豆變軟，大約需要三十到四十五分鐘。

3. 鷹嘴豆瀝乾，保留半杯水，昆布取出。

4. 在一個大炒鍋中以中火熱油。放入黑芥末籽。芥末籽爆開之後，放入阿魏粉、薑黃粉、孜然籽、茴香籽、孜然粉和香菜籽粉。快速攪拌。

5. 放入洋蔥，續煮五分鐘左右，使洋蔥變透明。

6. 拌入蒜末和咖哩葉（有使用的話）。

7. 放入鷹嘴豆，攪拌均勻。

8. 想要比較湯湯水水的濃稠度，就倒入預留的水，否則不加也可。

9. 若有使用番茄，請這時加入。

10. 將羽衣甘藍鋪在上面，靜置五分鐘軟化。蓋上鍋蓋，使香料和風味互相融合五到八分鐘左右，偶爾攪拌即可。

11. 加入鹽和胡椒調味，上菜。

如果火能和水能者想更加盡情享用這道菜餚，可以在上菜前加入一大把新鮮的香菜。風能者可以倒入更多油烹煮，或在吃之前加一點印度酥油。

務必使用非基改的有機鷹嘴豆，因為非有機的鷹嘴豆添加了很多殺蟲劑。可以使用225公克左右的鷹嘴豆罐頭取代乾燥鷹嘴豆，但是務必購買不含雙酚A、非基改、有機的鷹嘴豆罐頭，使用前充分洗淨。

卡滋鷹嘴豆零食

可緩和火能與水能

分量：5杯　準備時間：20分鐘　烹調時間：30分鐘

　　阿育吠陀雖然不鼓勵吃零食，但是有時候我們就是需要吃些小點心。酥脆的鷹嘴豆對火能和水能而言，是非常令人滿足又健康的選擇。今天，我們常常可以在商店裡看見各種鷹嘴豆零食，足見其受歡迎的程度。如果自己做，成本只有四分之一。此外，你也可以根據自己的體素和喜好，做出不同的口味，使用不同的香料發揮創意。

預先煮好的鷹嘴豆2杯或重450公克左右的罐頭鷹嘴豆，洗淨瀝乾

海鹽（火能）或喜馬拉雅鹽（水能）　　　　　　　　　　　　　1小匙

煙燻匈牙利紅椒粉或孜然粉或葛拉姆馬薩拉粉　　　1/2小匙（可省略）

葵花油或紅花油　　　　1大匙（可省略，可增加酥脆感；水能者不宜使用）

1. 將瀝乾的鷹嘴豆鋪在烘焙紙上吸乾，約二十分鐘。

2. 烤箱預熱230℃。

3. 在攪拌盆裡放入鷹嘴豆、鹽、紅椒粉或孜然粉或葛拉姆馬薩拉粉（有使用的話）以及油（有使用的話）。攪拌均勻，鋪在烘焙紙上。

4. 放入烤箱，烘烤二十分鐘。取出烤箱，使用鏟子翻面。放回烤箱，再烤十分鐘，或直到鷹嘴豆變得稍微金黃。想要讓鷹嘴豆更酥脆，可以再烤久一點。

把卡滋鷹嘴豆存放在密封罐中，不要冷藏。這很適合用來撒在沙拉或米食上。不要製作三天內吃不完的份量。

要拿卡滋鷹嘴豆入菜，可先將豆子浸泡一整晚，瀝乾之後，倒入一個大湯鍋中。裝水，水量至少要是鷹嘴豆的兩倍。煮滾，接著蓋上鍋蓋，小火滾煮至少三十至四十五分鐘。烹煮過程時時檢查，軟了就表示好了。

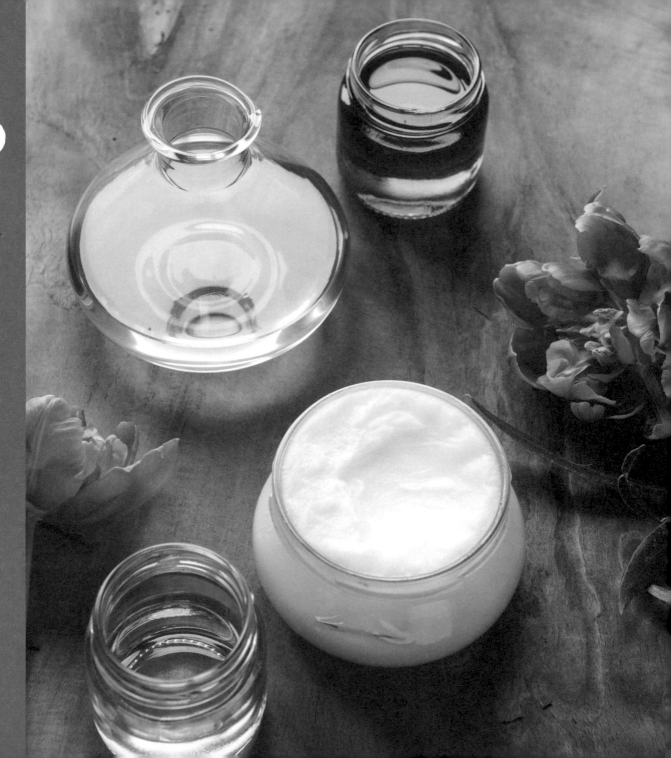

日常生活的
各項實踐及瑜伽招式

　　本章將會介紹八種平時可以實踐的做法，你可以選擇其中幾個納入日常活動中。許多做法只需要數分鐘即可完成，卻能為普通的一天帶來很大的改變。開始試驗這些實踐後，你或許會發現自己想一直做下去，因為感覺實在太棒了。還有什麼能夠讓你感覺良好，同時可以促進健康？那就是瑜伽。因此，在這一章，我也會介紹好幾個瑜伽招式，一步一步引導你，並提供特定體素者可以注意的地方。

刮舌頭

早上起床第一件事，先別喝水吃東西，而是把舌頭伸得長長的，透過鏡子觀看。如果舌頭出現白色（水能）、黃色（火能）或黑色（風能）的舌苔，就表示消化系統累積了一些毒素。舌苔是判斷哪一個體素出現失調的好方法。如果你的舌頭是粉紅色的且無舌苔，恭喜你，你的狀況很好！但是即便如此，刮舌頭還是可以帶來許多好處。

使用金屬的刮舌苔器或湯匙的邊緣盡可能地刮到舌頭深處，力道不要太大，至少刮七次，每刮一次就用水沖一下器具。完成後，刷刷牙。

刮舌頭不僅可以去除口腔累積了一夜的毒素和細菌，還能按摩消化道器官。根據阿育吠陀學說，舌頭的四個象限分別代表消化道的四個象限及其對應器官。

油漱法

油漱法是一種古老的阿育吠陀做法，每天在口中含著油十到二十分鐘的時間，就能達到清潔口腔和身體的功效。油漱法越來越受到歡迎，而這也是當然的，因為這麼做的好處很多，包括：減少口腔、牙齦、臉頰和舌頭的壞菌；預防口臭和蛀牙；牙齒潔白；甚至可能幫助整個身體進行排毒。有人說，油漱法的過程可以將整個體內的毒素拉出來，因為舌頭連接了身體所有主要器官和其他部位。

在印度，從來沒有用過牙刷、但卻擁有珍珠般淨白的牙齒且完全沒有蛀牙的人，並不在少數。印度人的傳統潔牙方式是，咀嚼印度苦楝的樹枝，並將椰子油（南部）或芝麻油（北部）含在嘴裡。這兩種油都能抗菌，可以減少牙菌斑，清除口腔雜質。

你可以把一罐未精製的有機椰子油（不含任何防腐劑）連同一根湯匙放在浴室裡，將油漱法當作晨間活動的一部分。這項活動最好是在早上起來尚未吃喝之前進行，因為身體花了一整晚的時間排出壞菌，有很多都積在舌頭和臉頰組織中。

刮完舌頭後，將一匙椰子油放入口中。剛開始你或許會覺得有點怪，但隨著椰子油慢慢融化，真正的功效便會慢慢發揮出來。含著油的過程中，不時溫柔地讓椰子油在口腔內滾動，當中的月桂酸和其它化合物就會展開密集的淨化過程。讓椰子油停留十到二十分鐘左右。你可能不是每天早上都有時間這麼做，但可以的話還是要盡量做到。

完成後，把油吐在垃圾桶裡。不要吐在水槽，否則可能造成水管阻塞。吐出來的油應該會呈現牛乳泡沫狀。想讓口腔更清新，可以把四分之一小匙的小蘇打加水混合，迅速漱個口。你會感覺煥然一新、清潔溜溜。

飲用熱檸檬或萊姆水

早上使用刮舌苔器和牙刷清潔口腔之後，可以喝一杯擠了檸檬（水能和風能）或萊姆（火能）汁的溫熱開水。口腔清潔完畢之後再進行這個動作，可以確保口腔累積了一整晚的細菌不會又被吞下肚。

水能者可在溫而不燙的檸檬水中添加一小匙的有機生蜂蜜，因為蜂蜜屬熱，而且可以去除過多的水能。但是，火能和風能者就不適合加蜂蜜了，因為蜂蜜對前者來說太熱、對後者而言太乾。說到蜂蜜，切記不要將蜂蜜混在熱水中或者進行烹煮，因為蜂蜜在高溫中可能產生毒素。

溫熱的開水為組織補充水分的效率比冷開水高，而檸檬可使身體呈現鹼性。早上醒來時，我們的身體通常會呈現滿高的酸性，而檸檬雖然吃起來是酸的，卻能平衡你的酸鹼值。此外，檸檬汁含有鉀、維生素 B 和 C、鈣、鎂和微量元素，可淨化肝臟、刺激消化之火（阿育吠陀非常注重這點），讓你準備好吃一頓營養的早餐或晨間正餐。檸檬汁也能促進良好的腸胃蠕動，因為身體乾燥一整晚之後獲得了水分，會通知身體上廁所的時間到了。

萊姆屬性較涼，檸檬屬性較熱。此外，萊姆酸性較低，不像檸檬那麼酸，所以比較適合火能者。水能者不要吃太酸也很好，因此水能者想要的話，也可以選擇萊姆。另外，萊姆的維生素 A 比檸檬多一點點，維生素 C 則較少，但酸性／酸味才是會影響各體素的重點。

祕訣：在一週之始就先把整個星期需要的檸檬或萊姆切片切好，放在保鮮盒冷藏保存，這樣就不會懶得準備。

每星期可以有幾天以一小匙的蘋果醋取代檸檬或萊姆片。蘋果醋不僅好喝，還是由益生菌發酵而成，有助降低血糖和膽固醇、改善新陳代謝（進而幫助減重），降低體內酸性。如果你真的很不喜歡醋的味道，可以加進一小匙的生蜂蜜來增加甜味。

乾刷按摩

乾刷是一種以天然鬃毛製成的刷子，有握把可以讓你手持使用。在進行全身抹油按摩（參見下方）和洗澡之前，先乾刷按摩。乾刷按摩可以促進循環、排毒和去角質。

從足部開始，由下往上施力，直直地按摩長形骨頭，遇到關節則劃圈。大腿和臀部刷久一點，因為這些部位通常脂肪量較高，因此容易累積較多毒素。慢慢沿著身體往上刷，刷到手臂和頸部，施力方向都是由下往上。不要刷臉部。整個過程大約花費五分鐘。

全身抹油按摩

全身抹油按摩有助刺激淋巴系統，達到排毒功效。把油留在皮膚上二十分鐘，油便能滲入七層組織，排除滯留深層的毒素。要緩和各體素的失調狀況，有不同的油和香草配方可以使用；市面上也買得到現成的體素精油，請見第161頁的參考資源。務必使用有機油進行按摩。全身抹油按摩適合所有的體素者，但是要根據氣候和季節做調整，如果正值經期、孕期、生病期間、有開放的傷口或者皮膚受感染而紅腫，最好不要做。

風能：沉重屬熱的基底油，如芝麻、杏仁或酪梨油。

火能：輕盈性涼的基底油，如椰子、橄欖或葵花油，或者是印度酥油。

水能：提神屬熱的基底油，如芥末或紅花油。

全身抹油按摩的步驟如下：

1. 將一小罐拴緊的基底油放在水龍頭底下沖熱水，或放進一杯熱水中（整個過程只會使用不到四分之一或三分之一量杯的油）。脫衣，把一條毛巾或墊子放在地板上，以免油滴落。

2. 掌心倒一些油，搓一搓，需要的話再多倒一點。從頭皮慢慢按到腳底，讓全身覆滿油。風能者用的油要比水能者多。

按摩時，依序將油輕輕按入頭皮、臉部、頸部、上身、手臂、腋下、胸部、身側、腰部、臀部、背部、大腿、膝蓋、小腿、腳踝、腳趾和腳底。

3. 全身覆滿油之後，按摩頭皮一分鐘，以劃圈的方式按摩臉部，上上下下搓揉長形骨頭，關節的部分則以劃圈的方式按摩。按摩胸部時要溫柔；以順時針的方向按摩腹部。整個過程中，試著對身體傳達充滿愛與療癒的念頭。專注在那些你認為很困擾你的部位，給它們特別多的愛！

4. 可以的話，讓油留在皮膚上十到十五分鐘左右，如果沒有辦法也不要緊。

5. 按摩結束後，用毛巾把腳擦乾淨，走進浴室。把身上的油沖掉，這樣毒素才能一併沖走。不需要用肥皂清潔（尤其是經常使用的部位），留薄薄一層油在皮膚上，不讓環境毒素入侵。我們實在太常搓洗身體了，很多身體自然產生的油脂都被洗掉，最後還得使用保濕霜補強。讓身體自行運作，它才能發揮功能。

如果沒有時間進行全身按摩，至少要按摩關節、頭部和足部。

洗鼻壺

洗鼻壺看起來就像一個小小的茶壺，可以用來沖洗、清潔鼻腔。鼻腔是對抗環境毒素的第一道防線，而洗鼻壺有助清理使鼻毛阻塞的東西，讓鼻毛恢復抵禦毒素的功能。如果你住在潮濕的氣候、患有季節性過敏或是正在進行淨化，那麼手邊有一個洗鼻壺是很好的。洗鼻子會使用到鹽水，有助消炎、減少鼻竇不適、清除過敏原。如果你住在乾燥的氣候或高海拔地區，則不建議使用洗鼻壺。

使用洗鼻壺時，先煮沸一些開水，接著讓水冷卻至溫熱的程度。在洗鼻壺中加入四分之一小匙的洗鼻鹽（即專門用來洗鼻的調和鹽，可在網路上或實體店面買到）。

在洗鼻壺中注滿水，把頭往上傾斜，靠近其中一側的肩膀，下巴不要太過向前突出或往後。用口呼吸。輕輕地將壺中的水倒入其中一個鼻孔。如果感覺水跑到耳朵，就表示你的頭太後面了；如果感覺鼻竇進水，就表示頭歪得太前面。自然地用嘴巴呼吸。

水流過鼻孔後，接著輕輕擤一下鼻子。再次將洗鼻壺注滿水，換沖洗另一個鼻孔。再一次擤完鼻子之後，你可以把頭垂向前，手臂做出風車的動作。或者，整個身體往下彎，右手抓住左腳踝，頭朝上往左邊看，然後再換邊重複做相同的動作。

抹鼻油

　　抹鼻油是一種用來塗抹鼻孔內側的草本油。無論你居住在什麼樣的氣候，都很適合使用抹鼻油，但是這對住在乾燥氣區候的人特別好。如果你沒有抹鼻油，可以改用芝麻油（不要用經過烘炒工序的胡麻油）或印度酥油。專門用於鼻孔的抹鼻油品牌有：老榕植物園（Banyan Botanicals）、阿育吠陀學院（The Ayurvedic Institute）出品的 Super Nasya 以及 Chandi, LLC 出品的 SVAyurveda Tridoshic Nasya Oil（見第161頁的參考資源）。

　　使用抹鼻油時，先將頭往後仰或整個人躺下來，使用滴管在每個鼻孔中滴入三到五滴油，接著用力吸進抹鼻油。或者，你也可以把小拇指洗乾淨，沾油按入鼻腔，接著捏住鼻子再鬆開，用鼻子呼吸，同樣的動作重複數次。最後，用手按摩鼻梁和臉頰。

　　抹鼻油一天可使用兩到三次，或是需求增減次數。以這種方式照顧鼻腔，鼻子就能抵禦環境毒素，達到消炎功效。在飛機上或飯店房間裡務必使用抹鼻油，鼻竇才能保持濕潤健康。使用抹鼻油按摩鼻梁感覺也很棒，我很喜歡把小拇指上剩餘的油拿來按摩表皮。我的丈夫會用這種油按摩手肘，還告訴我他的手肘變得柔軟無比。

重要備註：抹鼻油一定要在使用洗鼻壺至少一小時之後才能使用，否則水分可能困在鼻腔或鼻竇。

芳香療法

使用精油進行芳香療法對身心都能達到治癒和平衡的效果，無論是抹在肌膚上，或以嗅聞的方式吸入，精油都能讓體內充滿微小的芳香分子。分子進入血液後，可滋養、治癒身心，舒緩神經系統，進而增強身體的自然防衛和內在療癒系統。芳香療法非常有用，值得好好學習並融入日常生活。況且，大多數的精油聞起來都很香。不過，有一點要記住：想要正確使用精油或學著調製精油，必須要謹慎認真。使用精油自行治癒任何疑難雜症之前，務必先跟專業人士學習。

許多精油都含有濃度極高的易揮發分子，只要幾滴就能達到治療效果。使用精油時，要記得少量比大量好，幾滴就能帶來很大的好處。很多精油都能抵抗細菌和真菌，如茶樹、薰衣草和牛至精油；有些精油還能驅蟲，香茅、檸檬草和天竺葵精油搭配使用的效果就很好。我只要出門，都會帶著茶樹和薰衣草精油。如果行李還有空間，我也會帶薄荷、生薑和檀香精油，因為這些都能緩解我搭車時遭遇的各種身心不適，像是噁心和疲勞。

在心理層次上，嗅覺可以喚起好或不好的回憶。選擇的香氣不同，就能刺激大腦不同的區域，達到治療、釋放壓力或增加喜悅的效果。應用精油喚起這些感官上的感受，是阿育吠陀從腦部開拓自癒道路到全身的一種方法。

選擇適合自己的精油

精油跟香精或芳香劑完全不一樣；香精和芳香劑不僅完全沒有治癒功效，還可能引發過敏。挑選精油時，一定要選百分之百的純精油：選購藥用等級的精油、有機精油或純植物精油。高品質的精油已經越來越容易買到，價格也越來越便宜。有一些直銷公司會販售昂貴的精油，但以我個人的經驗來說，在本地的健康食品商店其實就能買到很好的高品質精油。購買任何精油前，都要先做好功課，確定自己買到的是天然的精油產品。此外，也要注意有些植物已經因為被大量製作成精油而面臨滅絕危機，例如花梨木、檀香和乳香精油。

精油威力強大，因此若要直接與肌膚接觸，得先選擇一款基底油稀釋之。有些

未稀釋的精油是可以直接用在皮膚上的，但是請先徵詢有證照的芳香治療師再行使用。根據不同的體素，使用不同種類的基底油（下面會列出各體素適合的基底油），可以增加精油的藥用成效，使用起來也更安全。

想要判斷某一種精油適不適合自己，可以進行「微笑測試」。嗅聞某款精油時，你有沒有露出微笑？有的話，那就是這款了！話雖如此，每一個體素仍有其最適合使用的精油。以下列出的都是單方精油，但是只要掌握了一些相關知識，你也可以自行調配出複方精油，或者在花草百科（Floracopeia）等商店選購適合每種體素者的現成複方精油（請見第161頁的參考資源）。

風能者：挑選溫暖、幫助扎根、大地氣息、甜美的精油，如香草、玫瑰、丁香、柑橘、佛手柑、甜羅勒、天竺葵、天竺薄荷、岩蘭草、松針、紅橘和伊蘭。最適合風能的基底油有芝麻、酪梨和蓖麻油。

火能者：挑選甜美、性涼、靜心的精油，如玫瑰、檀香、茉莉、茴香、綠薄荷、檸檬、薰衣草、萊姆、檸檬草、茶樹和橙花。最適合火能的基底油有椰子、葵花和紅花油。

水能者：挑選提神、溫暖、醒腦、辛辣的精油，如丁香、尤加利、迷迭香、肉桂、薄荷、冬青、葡萄柚、生薑、檸檬、萊姆和玫瑰。最適合水能的基底油有芥末（買品質好一點的）、荷荷芭和葡萄籽油。

使用精油

以下提供幾種精油的應用方式：

- 使用擴香瓶。在辦公室或家中使用擴香瓶可以馬上改變環境氛圍。
- 在基底油或無香精的身體乳液中添加幾滴精油，像擦乳液一樣抹在身上。
- 滴幾滴精油在一球棉花中，深吸幾口。
- 在酒精中加入十到十五滴精油，再放入洗澡水。
- 沖澡前，噴幾滴精油在淋浴間的牆上。
- 在碗中倒滿熱水，加幾滴精油進去，吸入蒸氣數分鐘的時間。
- 在裝滿蒸餾水的噴霧器中加幾滴精油，製作出甜美（火能）、扎根（風能）或提神（水能）的噴霧精油，搖勻後往頭上噴灑。

瑜伽

在運動的過程中隨時專注覺察，是令人感覺十分完滿的事情，因為頭腦和身體都動到了。運動時保持專注，就能讓治癒的效果深入骨骼和組織，同時了解自己的身體想要什麼、又是何時會出現需求。我發現，瑜伽就有這樣的功效，尤其是 BKS 艾揚格（BKS Iyengar，1918–2014 年）首創的艾揚格瑜伽。

艾揚格瑜伽首重齊準、調息與正確的姿勢，非常接近源自古代的原始瑜伽。請不要將瑜伽姿勢跟吠陀經收錄的《瑜伽經》（Yoga Sutras of Patanjali）搞混了，後者講的是生活哲學。今天，大多數人熟知的是瑜伽的「招式」：換上瑜伽裝，帶著瑜伽墊到瑜伽教室上課。

幾乎每一種瑜伽招式都能根據你的體素進行調整，而也有一些特定的瑜伽類型比較適合某一種體素。接下來，我將介紹一些瑜伽招式，並說明要如何針對個人的體素進行微調。在此，我要特別感謝《適合每個人的瑜伽：運用阿育吠陀原理調整瑜伽招式》（Yoga for Your Type: An Ayurvedic Approach to Your Asana Practice）的作者大衛弗勞利博士（Dr. David Frawley），以及在喬布拉中心的完美健康認證課程中負責瑜伽指導的克萊兒迪亞布（Claire Diab）。

根據你的主要體素來客製化日常的瑜伽活動，將帶來莫大的益處。一次成效絕佳的瑜伽練習應融合站立、扭轉、彎曲、平衡及復原的姿勢。除了瑜伽，完整的健身活動還應該包含拉筋、有氧和負重訓練（第 38 頁有列出各體素最適合從事的運動類型）。

風能瑜伽指導建議

風能者，我知道你們很想飛快地完成日常活動，但還是要放慢速度比較好。風能過盛的人練習促進扎根穩固和深沉呼吸的招式，會獲得很大的好處，例如樹式、山式和嬰兒式。戰士一式和戰士二式若能維持至少一分鐘，也是很不錯的選擇。下一節會一一介紹這幾種招式。

避免做一些流動性高的招式，也就是從一個動作快速地變換成另一個動作，否則風能者會感到焦慮緊張。風能者在做每一個招式或進行招式之間的轉換時，都

要專注覺察自己的身體。動作要做得緩慢小心，遏止快速移動的衝動。前彎式可以按摩到結腸和腸子，減少排氣和脹氣的狀況，促進腸胃蠕動，而這些全都是風能者身心健康的關鍵。風能者做瑜伽的要訣為「緩慢穩定」。

風能者必須要能夠專注、平穩心情、穩固扎根，做瑜伽才有辦法受益良多。試著深沉平穩地呼吸。動作做得緩慢、穩固、放鬆。克制自己想要快速順暢移動的衝動。整個過程中維持一致與穩定。到了練習尾聲，好好享受一段長時間的深沉大休息式。風能屬性乾冷，因此做大休息式時要蓋一條毯子、穿上襪子。讓在運動過程中開始順暢流動的滑液可以進入體內深層。

火能瑜伽指導建議

我知道你們火能者真的很喜歡熱烈揮汗的瑜伽招式，但是為了自己和身邊的人，請避免！這些動作一開始可能讓你感覺很暢快，卻只會燒旺你的火焰，長久下來使你失去平衡。火能者應該選擇輕鬆涼爽的瑜伽活動，不要把自己逼得太緊。選個沒有鏡子或音樂的瑜伽教室，才能專注在自己身上，不與他人比較。前往你的內在，對自己展現耐心，不要嚴以待己。

> **關於大休息式**
>
> 對所有的體素者而言，最重要的招式或許就是大休息式。這個姿勢能夠將整個瑜伽練習深深融入骨骼、肌肉、組織，乃至於心靈之中。不要略過這個招式，也不要縮短這個招式的時間。在瑜伽練習的尾聲，安排充足的時間進行大休息式。風能者應該做十五到二十分鐘，火能者要做十到十五分鐘，而水能者只要做五到十分鐘即可。

好好享受整個過程，因為這並不是一場比賽。不要評論自己或他人。火能者天生強壯、體型中等，可能會覺得自己做不來瑜伽招式，因為火能不是一個很有彈性的體素。要有耐性，你會慢慢上手。

火能者不宜在一天之中最熱的時段做瑜伽，安排課程時要記得這點。火能者做瑜伽時，必須釋放火熱的屬性。倒立姿勢會使人發熱，尤其是頭部，所以不要做這類動作。擴胸和擴臀的招式很適合火能者，諸如駱駝式、弓式、橋式和眼鏡蛇式。

調息時應穩定放鬆，你甚至可以練習

清涼調息法（參見第116頁），在不同的招式之間讓自己冷卻下來。大休息式慢慢做，冷卻放鬆十到十五分鐘。

水能瑜伽指導建議

水能者啊，你們真的很喜歡溫和緩慢地做瑜伽，進行坐姿、前彎或扭轉的動作。但，請不要放慢速度，潤滑天生就已充分潤滑的身體，起身好好動一動吧！開始做瑜伽前，好好暖身，準備準備。站直身子，每一個招式都至少要維持一分鐘。把手臂舉高過頭，胸部認真打開，身子好好向後彎，感受身體的能量。如果音樂可以幫助你加快速度，那就聽吧。

過程中要深呼吸，不要害怕喘不過氣。用鼻子快速而平穩地深呼吸。在不同的姿勢之間轉換時，速度要比風能和火能快，但是仍要保持清楚、注意自己的動作，以免受傷。讓身體熱起來，甚至可以自我挑戰一下。

水能者在清晨六點到早上十點的水能時段從事瑜伽最好，能讓你在新的一天充滿鬥志與能量，一整天都活力充沛、充滿幹勁。可以試試在練習的開頭和尾聲（大休息式之後，參見第103頁）進行具有淨化和提神作用的風箱調息法（參見第117頁）。

水能者做大休息式的時間不要太長比較好，大約五到十分鐘即可。

瑜伽招式解說
（根據不同的體素有所調整）

山式

一旦掌握了山式，生活中的許多任務都會變得不那麼沉重。刷牙時、工作時（如果工作必須站著的話）、排隊時、洗碗時、冥想前，都可以做這個姿勢。如果身體有對齊對準，這個招式做起來應該是毫不費力的，彷彿你可以永遠保持這個姿勢，不會覺得疲累。你會感覺頭頂彷彿繫了一條線，身體被往上拉，出現一種輕盈與輕鬆感，雙腳則會感覺平衡，彷彿與大地產生連結。

1. 雙腿併攏平行站好，雙臂自然垂在身體兩側，掌心向前，放在大腿旁。眼神柔和，往前看。耳朵應與雙肩對齊。胸部打開，肩膀往後、往下，肩胛骨滑下背部，輕輕固定住脊椎，背部呈現些許弧度。膝蓋應該位於腳趾上方。骨盆應該置中，不要太後面或太前面。動一動，找到骨盆正確的擺放位置。頸部自然地

拉長。

2. 試著靠足部的四個角落保持平衡：大趾頭、小趾頭、腳跟的左側和右側同時站穩。你甚至可以把腳趾抬高，體會一下扎根的感受，接著慢慢放下腳趾。閉上眼睛，感覺身體往下沉，向下扎根。靜止不動。

3. 張開眼睛。吸氣，經由足部、小腿、膝蓋和大腿穩固姿勢。感覺大腿互相牽引，彷彿大腿上半部夾了一塊磚。將尾骨往下拉長。感覺肩膀往下移動。使胸腔充滿空氣，擴張上半身。

4. 吐氣，經由脊椎拉長薦骨，你會感覺上半身縮緊。感覺頭頂打開，跟宇宙產生連結。吐氣時，可以稍微收下巴。

5. 讓手臂、手指保持放鬆，臉部、頸部、喉嚨也一樣。

6. 至少呼吸十次，吸氣時向下扎根伸長，吐氣時收縮並重新對齊。

體素個別訣竅：風能者要特別專注在吸氣的部分，平靜心靈、穩固身體。呼吸要長而穩。火能者要認真尋找內心的寧靜，呼吸要長，並感覺身體和心靈在做這個姿勢時共同提升。也可以閉上眼睛。水能者要專注在升高和擴張的部分，吸氣和吐氣時，感受身體每一個部位的肌肉。呼吸平穩。

下犬式

學狗就對了！我們家的那三隻狗女孩（其中一隻還是在印度拯救的）每天早上起床，都會做這個姿勢，而你也應該學習仿效。一夜好眠之後，做做下犬式很棒，可以讓血液流到頭部，使頭腦清醒，並且伸展、打開脊椎。下犬式可以很好玩：動來動去、屈膝，或者把腳跟蹬向地面。新的一天做的第一個下犬式應該要充滿樂趣、富有彈性。好好玩一玩這個姿勢吧。完成比較動感的姿勢後，可以做下犬式休息放鬆。想要增加強度和長度，可以在平板式和下犬式之間輕鬆切換。這對你的核心很好，也能達到健身效果。

1. 首先，採取四足跪姿，膝蓋應位於臀部下方，與臀部同寬（這個寬度通常會比你以為的還短）。腳背貼地，腳底朝上。手臂應筆直，手肘內側相對，掌心貼地，手指張開；特別注意，中指的關節應向下幫助扎根。雙手與肩同寬，或稍微靠近一點。臉部面向地面，脊椎應筆直自然。膝蓋應稍稍位於坐骨（坐下時坐到的骨頭）後方，幫助抬升。

2. 先進行暖身，做幾次貓牛式（參見第97頁），鬆鬆脊椎骨。

3. 吸氣，腳趾勾起，用力往上推，膝蓋離地，接著推離臀部。上半身拉長，手臂拉直。雙腿拉直，可以的話，腳跟著地（靠意念想像也可以）。如果稍微屈膝比較舒服，可以這麼做。頭部垂下，眼睛看向肚臍。如果看向肚臍令你感覺不舒服，那就看向雙腳。臉部表情放鬆。

4. 吐氣，拉長、抬高臀部，往下推，放鬆。你可以自在地鬆動鬆動身體、屈膝或調整手臂。找到你的核心（特別是一天當中做的第一個下犬式）。吸氣時，感覺身體變得更長、更輕。吐氣時，向下扎根。

5. 一開始，先練習維持這個姿勢二十到三十秒，接著慢慢加長到六十秒。

6. 要結束下犬式，請在吐氣時讓膝蓋彎曲著地，往後坐在大腿上，腳背碰地。坐在腳跟的位置。或者，你也可以往下移，變換成嬰兒式（參見第100頁）。

體素個別訣竅：風能者要特別專注在吸氣的部分，平靜心靈、穩固身體。呼吸要長而穩。火能者要認真尋找內心的寧靜，呼吸要長，並感覺身體和心靈在做這個姿勢時共同提升。也可以閉上眼睛。水能者要

專注在升高和擴張的部分，吸氣和吐氣時，要感受身體每一個部位的肌肉。呼吸平穩。

體素個別訣竅：風能者在每一回合之間應緩慢移動，深呼吸，透過手臂和腳延展身體，感受上半身擴張延伸。維持這個姿勢久一點的時間。火能者應感受上半身和手腳的延展，用鼻子呼吸，感覺涼爽的空氣充斥體內。維持這個姿勢短一點的時間，中間轉換成嬰兒式休息。水能者可以重複做多個回合，速度快一點，姿勢維持久一點。感覺自己的身體抬高、變長、延伸。休息時，坐在腳跟上。

樹式

你知道嗎？平衡姿勢不僅對身體好，對頭腦也很好。當你試著抓住平衡時，大腦的運作會從一個區域轉換到另一個區域，強化原有的、創造全新的模式與神經網絡。每當你感覺思緒不清，可以試著做樹式或其他平衡招式，看看這些招式如何喚醒你的大腦。

1. 開頭的姿勢跟山式（參見第94頁）一樣。深吸幾口氣，讓自己穩定。目光朝

前。吸氣,慢慢將重心移到右腳,感覺臀部的重量通往腳底。吐氣,將左腳抬起,放在右大腿內側、右膝下方或右腳踝處(讓你感覺舒服的位置)。你也可以用手輔助,把左腳放上來。骨盆應該置中,臀部與地面平行。左腳應打開,左膝張到側邊。我發現,把大腿頂向左腳有助增加平衡感。

2. 若有需要,可以站在牆邊保持平衡。如果沒有牆壁可靠,可以張開手掌,讓掌心朝前,接著慢慢把手臂筆直地抬高到身體兩側,再抬到頭上。呼吸緩慢平穩,目光筆直向前。肩膀應該向下放鬆,手臂內側貼耳。

3. 吸氣時,感受平衡,調整身體。吐氣時,向上拉長脊椎。尾骨保持向下延伸的姿勢,肩膀持續向下放鬆,手指往上伸。

4. 要結束樹式,優雅地讓手臂和腳同時下降,把腳輕輕放在地上。再次回到山式,接著將重心移到左腳,重複同樣的動作。

5. 每一邊維持的時間長度以自己的舒適度為準。

體素個別訣竅:風能者應緩慢地深呼吸,想像有樹根從足部射入地底,手臂拉長舉高,身體靜止不動。火能者做這個姿勢應感覺輕盈涼爽,而非僵硬費勁。要有彈性。水能者每一邊都應重複進行數次,感覺肌肉往上移,保持平衡。用腳扎根,但手臂要舉高。

貓式和牛式

這兩個姿勢是一起做的,所以有時候會直接稱作貓牛式。兩種姿勢都能延展脊椎下半段和臀部以及擴胸。

1. 採取四足跪姿,掌心貼地,手指張開,手腕位於肩膀下方,手肘內側相對。不要駝背或聳肩。腳背貼地。膝蓋與臀部同寬,如果感覺不舒服,可在膝下多放一條毯子或墊子。

2. 深呼吸幾口,使背部平整,好讓脊椎從尾骨到頭頂呈一直線。肩膀放鬆垂下。脊椎和頸部應呈一直線。眼睛看著離你三十公分左右的地面。

3. 吐氣,背部往下凹,腹部移近地面,手臂保持筆直(牛式)。

4. 吸氣,聳起肩膀,夾臀,背部往上頂(貓式)。

5. 跟著呼吸的節奏，在貓式和牛式之間切換數次。

體素個別訣竅：以上的敘述對所有的體素者都很好，深呼吸可排除過多的風能，火能者很喜歡運動到腹部肌肉，而速度如果加快一點，對水能者來說是個很棒的暖身。

扭轉椅式

這個招式很適合在飛機、火車、汽車上，或任何一個讓你必須久坐的地方進行。在日常練習中排入幾個扭轉姿勢，對核心和器官當然是很好的。扭轉的動作可以將毒素擠出器官，展開體內排毒。

1. 找一個沒有扶手的椅子，在椅子的側邊坐下，身體的一側靠著椅背。雙腳貼地，腳踝盡可能靠近彼此。脊椎應挺立，但不要太僵直。肩膀放鬆垂下，遠離耳朵。頸部拉長，腹部放鬆柔軟。骨盆置中，重量平均分配在坐骨（坐下時坐到的骨頭）上。

2. 雙手同時握著椅背，身子轉向右側。往右後方看，眼神柔和。緩緩吸氣、吐氣。吸氣時，增加扭轉的程度；吐氣時，脊椎拉長，可以的話再轉多一點。

3. 換另一邊做出同樣的動作。

體素個別訣竅：所有的扭轉招式對三個體素都很好，只要記住別把自己逼得太過頭，超出身體能夠扭轉的程度。可以遵守這一條法則：不要扭轉頸部，目光對整齊，與肚臍平行。

靠牆抬腿式

這個招式一定要納入你的瑜伽練習，尤其是當你搭車或站了一整天之後。我每次結束長程旅行、抵達住宿地點後，第一件事就是在地上或床上找一個位置做這個招式。這個姿勢可以減緩雙腳、腳踝和小腿的腫脹與壓力，而流向腹部的血液也有助舒緩神經，達到放鬆的目的。

1. 找一處可以讓你輕鬆抬起腿、不會撞到障礙物的牆面。

2. 側身坐在牆邊，右側的臀部、膝蓋和小腿與牆面平行。將屁股挪近，貼著牆壁。雙腿往上抬，同時轉動身體，讓腿貼平牆面，位於頭部上方。

3. 調整到舒適的位置，以這個姿勢放鬆五到十分鐘。你可以準備枕頭或毛巾，放在頭部或脖子下方。

好奇貓式

若想要增加彈性，可以試試進階版的好奇貓式。採取四足跪姿，背部打平，下巴微收，轉頭往左後方看，左臀同時微微移向側邊，與地面平行。維持這個姿勢，呼吸兩次。接著，把頭轉向右邊，右臀移向側邊，再呼吸兩次。每一邊再各重複兩次。感受骨盆往兩側左右移動，眼神始終保持在同一邊。肩膀會自然移到跟你的目光相反的方向。

4. 你可以讓雙腳保持筆直向上，動一動腳趾頭，腳踝繞圈圈。你也可以張開雙腿，讓雙腿順著牆壁滑向身體兩側。如果有辦法，還可以將腳底貼在一起，以這個姿勢靠牆休息。

5. 要結束靠牆抬腿式，將膝蓋往下彎向胸口，滾到右側，慢慢坐起來，頭部和目光始終朝下。坐好後，緩緩抬起頭。靜待幾秒鐘再站起來。

體素個別訣竅：火能者可能會想要快速完成這個招式，但是請給自己多一點時間。這個招式蘊含不少細微的動作，而火能者並不擅長細節。水能者可能會很想直接睡著，但是請讓自己保持清醒放鬆，腿在牆上動來動去。風能者則應該保持靜止不動，讓自己感受祥和平靜。正視自己的內心，讓這個姿勢協助你釋放焦慮與擔憂。

嬰兒式

嬰兒式可以作為不同招式之間的休息式，也是達到深沉治療與寧靜的招式，無論在練習的開頭、中途或尾聲，都很適合進行，能夠幫助穩定。做這個招式時，要好好感受你的呼吸、平靜心靈，將瑜伽練習融入身心。

1. 膝蓋跪地，腳背貼地，膝蓋碰在一起或張開都可以，只要舒適就好。若感覺不舒服，可以把一條毛巾或毯子捲起來，放在腳踝或膝蓋下方。

2. 雙手舉高過頭，伸長脊椎，往地上趴，手臂應伸得長長的擺在前方，上臂位於耳旁。

3. 額頭貼地，閉上眼睛。如果額頭碰地會不舒服，可以墊一條毛巾或瑜伽磚。收下巴，休息。胸部往前挪，靠在大腿上。你也可以將雙臂往後擺放在身體兩側的位置，掌心朝上。

4. 注意呼吸節奏，吐氣時試著讓身體更往下貼。數到十，或者等到你準備好要起身的時候，緩緩抬起上半身，目光始終朝下。坐起身子，屁股坐在腳上。

體素個別訣竅：這個招式對所有的生命能量而言，都有穩固、冷卻、休息、舒緩的效果。

橋式

就跟其他的阿育吠陀療法一樣，相反的姿勢可以讓體素獲得平衡。橋式可以將臀部抬升到平常不會出現的位置，創造體內平衡。抬高與伸展的動作可讓身體敞開、修復、移動得更容易、感覺更自在。

1. 躺在地上，膝蓋彎曲，雙腳遠離臀部，與臀部同寬。大趾頭稍稍轉向彼此，膝蓋要在腳上方。

2. 後腦杓應貼地，雙臂應筆直地放在身體兩側，掌心向下。你可以轉向右側，抬高身體，將左肩稍稍收到背部下方，再轉向左側收進另一邊的肩膀。這可幫助你更加抬升臀部。

3. 下背置中（這一點很重要），腳踩穩，將尾骨和臀部輕而易舉地抬起來。肩膀

應該是這個招式的根基。

4. 吐氣，抬高脊椎，感受上半身的弧度。掌心依然貼地，頸部是柔軟的，下背置中。

5. 持續呼吸，維持抬升姿勢三十到四十秒。

6. 要結束橋式，請在吸氣時緩慢小心地放下背部，脊椎骨一塊一塊往下降。尾骨應是最後一個下來的。呼吸一兩次，放輕鬆，再次抬起背部，慢慢增加姿勢維持的時間。

體素個別訣竅：做橋式的時候就跟做任何招式一樣，得知道自己的極限。火能者有時候明明覺得會痛，還是硬著頭皮做；風能者可能會出現凌亂、不準確的狀況；水能者會逃避困難的動作，沒有做到位。橋式是探索這些感受與情緒的好招式。水能者應該再抬高一點、維持久一點，火能者應該好好探索這個招式，找到輕鬆的姿勢進行抬升；風能者應該慢慢練習，給四肢增加力量，讓下背找到支撐點。

分腿前彎式

小孩子在遊樂場玩耍時，常常會往前翻滾、大笑，然後放鬆休息，接著又快速地站起來，跑去下一個地方。我們小時候其實都能毫不費力地做到這點，但是後來我們

沒有繼續做，所以就不會做了。我們不一定要這樣。做這個招式時，要有孩子的思維，就能做得更到位，維持得更久，獲得更大的效益。

1. 雙腳平行站立，微微張開一點二至一點五公尺。

2. 吐氣，往前彎，順著頭部向下移，感受坐骨（坐下時坐到的骨頭）抬升。如果有辦法，請把雙手貼地；如果沒辦法，就在面前墊幾塊瑜伽磚，把手放磚上。

3. 如果可以碰到地，將手肘彎向膝蓋內側，頭頂觸地。你可能會需要調整雙腿張開的程度，才能做得到。不要勉強，聽從自己的身體。

4. 你可以把頭抬起來看，感受脊椎和下背的伸展，接著再低下頭。

5. 要結束分腿前彎式，請將雙手放在腰間或臀部，頭部始終向下。吐氣，緩緩抬起身子，脊椎骨一塊一塊往上升，下巴貼近胸部，頭部最後抬起。

6. 找回平衡，接著用跳或走的方式把腳收回來。起身後，你可能會想要將背部往反方向彎折，平衡一下。那麼，只要把手舉高過頭，在吸氣時毫不費力地往後仰、彎曲脊椎，吐氣時起身、往前彎，甩甩手臂。

體素個別訣竅：這個招式能以溫和的方式減少火能，維持姿勢固定不動時，讓火能自然排出，達到冷卻效果。分腿姿勢會帶來靜止與穩固的感受，對風能者也很好。水能者做這個姿勢很好，因為可以讓雙腿強而有力、擴胸、抬升尾骨和上半身。水能者做這個招式時，速度可以比其他體素者快。

拜日式

　　這個招式通常會重複十二下，一下指的是左腳和右腳各做一次弓步。之所以重複十二下，是因為黃道有十二宮，每一下代表一個宮。做這個招式時，要面向東，敬拜太陽系最大的天體——太陽。

1. 面東，朝向升起的太陽。採取山式（參見第94頁）站姿，雙手合十。專注在呼吸上，感受自己的心跳。將所有的意念導向胸口正中心，也就是心輪的位置，靜止幾秒鐘。

2. 站在瑜伽墊前端，雙腳平行站立，張開到與臀部接近同寬。雙腳站穩，感受整個身體自然對齊。雙臂落在身側，掌心朝前，下巴微微收起，肩膀下垂，目視前方。

3. 吸氣，雙手從身體兩側畫一個大圓舉高過頭，掌心在頭頂上方互握。手肘保持

筆直，手臂放在耳後，背部微彎，眼睛向上看。

4. 吐氣，向前彎，雙手碰地。必要時，膝蓋可微彎，倘若無法碰地，可使用瑜伽磚輔助。頭部、頸部自然垂下，讓整條脊椎伸得長長的。以這個姿勢舉起頭，往上看，雙手放在膝上。

5. 吸氣，頭手再次往下伸向地面（倘若雙手無法碰地，可使用瑜伽磚），延展上半身。

6. 吐氣，右腳向後踏，形成弓步。彎曲的左膝不應該位於左腳上方，而是與腳後跟對齊，和地面垂直。左大腿應與地面平行。吸氣，靠右腳跟的支撐力量往後傾。上半身拉長呈弧線，前傾抵在左大腿上。目視前方，雙手舉高過頭。

7. 吐氣，雙手下移，掌心貼地，左腳向後踏，跟右腳平行，採下犬式（參見第95頁）。手指張開，雙腳踩穩。必要時，可屈膝或抬起腳跟。腹部抬高，背部下彎，臀部往後推。往下看。

要做出一般的前彎式，只要遵循分腿前彎式的步驟，但是不要把腳張得過開，而是與臀部同寬即可。

8. 吸氣，上半身往前移，讓肩膀位於手腕上方，呈平板式。雙手應與地面垂直。盡量不要讓上背凹陷在肩胛骨之間；手肘彎向內側，肩胛骨彼此推離。往下看地板。吐氣，將膝蓋、胸部、下巴一一往下貼地，動作就有如波浪一般。

9. 吸氣，向上推，小心不要緊縮下背。向上推的時候，頭部與胸部離地（眼鏡蛇式）。手肘可以持續彎曲碰地或者稍稍抬高，貼近身體。以讓自己舒服為準則，盡量抬高。不要拉痛下背。目視前方。

10. 降回地面，接著吸氣，把身體往上推，形成下犬式（參見第95頁），右腳往前踏，形成弓步，同時吐氣。雙手可以繼續貼地，或者在找到平衡點後，舉高過頭。接著，如果手有舉高，請放下來，左腳往前踏，形成前彎姿勢，掌心始終著地或放在瑜伽磚上。頭往下垂。

11. 吸氣，起身，手臂高舉過頭，面帶微笑迎接太陽，眼睛向上看。

12. 視線和雙手移到眼睛的高度。雙手合十，放在心上。深呼吸。採取山式（參見第94頁）。

13. 重複步驟二之後的動作，但是用另一隻腳做弓步。在不會感覺不舒服的前提下，盡量多做幾回合，最多十二回合。

水能者可多做一回合，火能者應少做一回合，風能者以讓自己舒服為準則。

體素個別訣竅：水能者在做拜日式時，速度可以快一點，弓步換腳時或許可以用跳的；風能者的速度可以放慢些，專注在使動作輕鬆流暢、確實對齊，做弓步時臀部往下扎根，讓自己更穩固；火能者雖然很想火力全開，速速完成動作，但應該好好感受手、腳、脊椎的每一次伸展，做每一個動作都要記得呼吸、放慢速度，感受全身都有運動到。

大休息式

這是所有招式中最重要的一個。通常，火能者會想略過這個招式，水能者做這個姿勢時會睡著，而風能者會覺得很冷。然而，只要準備妥當，你就會發現這一式有助於讓整個瑜伽練習深深融入七層組織──淋巴、血液、肌肉、脂肪、骨骼、神經系統和生殖系統。如果跳過了這個招式，瑜伽練習真的不會完整。一個人做這個招式，而不是在課堂上由老師帶領時，請設定溫和的鬧鈴，提醒你何時結束這一招，這樣你就可以專注地放鬆。

1. 躺在地上，雙腿伸長微微分開。足部自然倒向兩旁。

2. 肩膀放鬆，遠離耳朵，感覺手臂越來越重，彷彿陷入了地面般。掌心朝上。

3. 後頸拉長，放鬆臉部和下巴。感覺後腦杓陷入地面。

4. 腹部放軟，感覺下背和骨盆釋放開來，保持置中。

5. 檢視全身部位，從腳趾開始慢慢移到腳底、腳踝等，一直往上移，專心檢視身體的每一個部位。每當檢查到下一個部位，就要深呼吸，吐氣時釋放該部位的壓力和緊繃感。讓自己感受放鬆與放下的感覺。

6. 感覺全身陷入地面，好好放鬆即可。

7. 準備結束大休息式時，先用鼻子深吸幾口氣，吸氣時腹部擴大，吐氣時肚臍往下縮近脊椎。動一動手指和腳趾，彎曲膝蓋。準備好了，就讓身體滾向左側，用手撐起身子，採取坐姿，頭部最後抬起。

體素個別訣竅：風能者做這個招式時，可以用毯子蓋住眼睛，甚至把毯子捲起來墊在頸部、雙腳和膝蓋下方；火能者可以蓋住眼睛，幫助自己慢下來、回歸內心、靜止不

動，有需要也可墊毯子；水能者可以直接躺
在地上，不需要任何道具，但是若有需要還
是應該使用之。

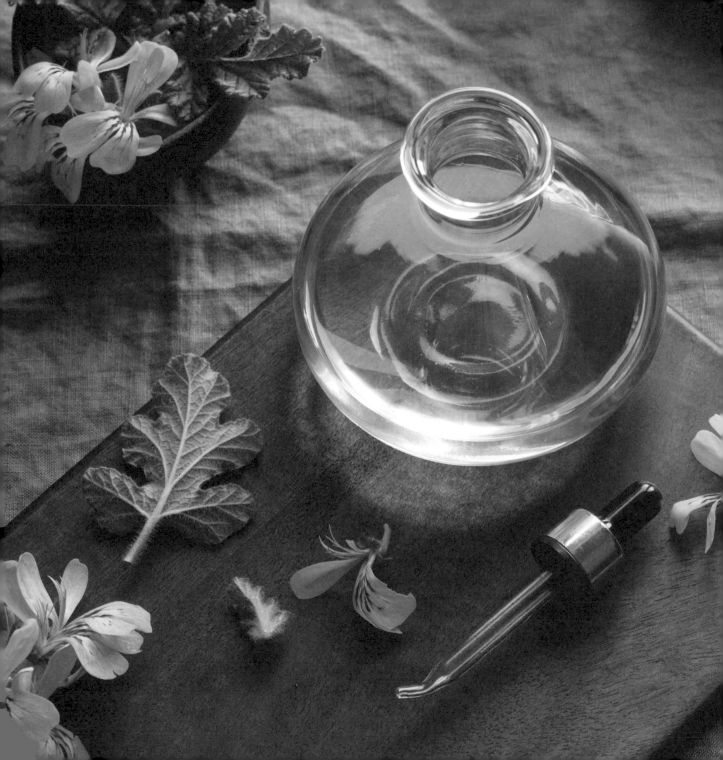

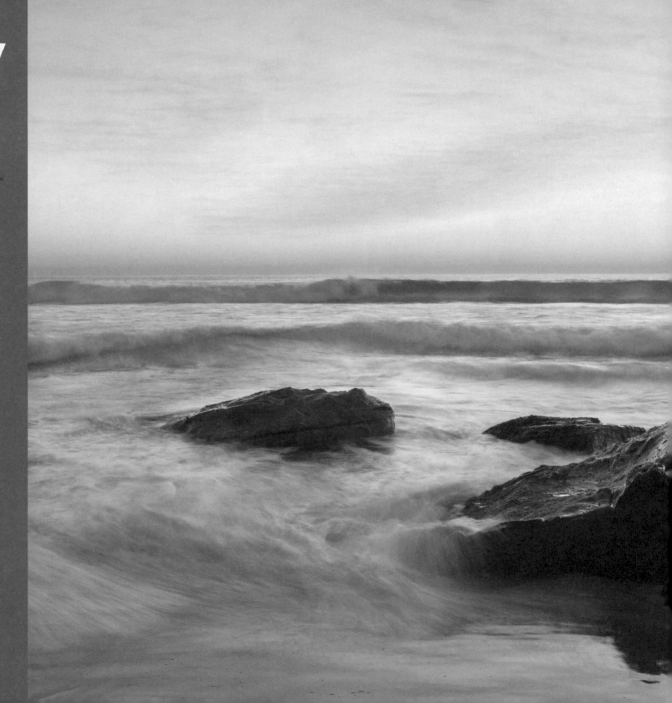

靈性生活的儀式與實踐

「靈性」與「宗教」這兩個詞常常被放在一起，但其實不一定要如此，因為非常注重靈性生活的人，不見得就有宗教信仰，而會實踐宗教儀式的人，不一定感受得到靈性。當然，有些人是既有宗教信仰，也充滿了靈性。這是一種個人選擇。不過，如果你選擇靈性，就能將你與內在自我及他人連結起來。

大部分的時候，我們都是生活在風能社會，總是不斷受到各種令人分神的事物所轟炸，像是智慧型手機的通知、電視與電腦的螢幕、廣播的聲音、雜誌、廣告看板、導航系統等。有一次，我去參加一場阿育吠陀研討會，覺得整個人特別有「禪」味，但當我輕盈地飄進電梯，迎面而來的卻是正在大聲播報新聞的電視螢幕，而我完全不想在這十層樓的時間聆聽那些報導。這樣的狀況很常見，想在日常生活中找到安靜祥和的時光，真的很難。因此，我們必須自行創造出這樣的時光，為這些時刻挪出時間，發揮創意，堅持從日常的喧鬧中抽身。學著玩樂、拋開鞋子、放空心靈，是很好的開始。

在阿育吠陀體系，有很多儀式都可以幫我們找到意義，讓我們跟自己所選的道路建立深刻的連結。本章的內容，你可以全部照做，也可以什麼也不做，一切由你決定。在這一章，我會介紹一些方法，讓你從更深沉的靈性層次上與這古老的體系產生連結。

做菜時保持覺察

調理、烹煮食物時，試著投入全副心神，動用所有感官。當你全心全意地料理，食物的聲音、味道和外觀會告訴你何時該加入下一個食材、何時應該離火、如何將食材與其他食物結合在一起。當你全神貫注在料理上，很快就能憑感覺做菜，不需要看食譜。食物會跟你對話，你的感官也會讓你知道現在需要做什麼。這樣一來，你的料理就能滋養所有的感官。

我跟阿瑪蒂晨星學習阿育吠陀料理時，她教導我們邊做菜邊念經，讓菜餚充滿深沉的療癒智慧、讓我們自己充滿美好感受。跟烹煮過程建立生理層次的連結，會啟動消化機制，這樣等你開始用餐時，就能吸收得更完全。光是做菜、觀察食物產生化學變化，就可以點燃消化之火。

覺察式烹調的訣竅

- 料理時，誦念佛教慈悲女神白度母的咒語「嗡 達列 都達列 都列 嘛嘛 阿優布忍 嘉納 布真 古嚕 梭哈」，可以免除疾病、恐懼和心魔，開創身心健康的道路。

- 如果你想要，可以全身穿白衣做菜，賦予這項活動具體的形象，尊崇料理過程的重要性。白色象徵純潔。

- 不要讓廚房出現令人分心的事物。關掉電視和收音機，將手機轉為靜音，不要飲酒。做菜時務必專注，才能真正與食物和料理過程建立連結。

- 邀請友人來家裡做菜。你們可以不要閒聊，而是一起念經，共同與食物產生連結、相互合作，再坐下來一同用餐。

- 根據季節選用不同的廚具和鍋具。夏天使用性涼的銀器；冬天使用屬熱的黃銅或紅銅。

誦念咒語

誦念咒語能為身心帶來舒緩寬慰的效果。現在，甚至有人在研究誦念某些音和音節將如何引起生理變化，促進身心健康、讓心情變好。

咒語（mantra）的原意是「心志的工具」或「專注的工具」。咒語和自我肯定是不一樣的：自我肯定的目的是設定意向，咒語是用來提升專注力。咒語本身的意義並不重要，重要的是靠聲音的振動本質讓你跟誦念的動作合一。以下是個別的體素者可以依循的準則：

風能：溫暖、柔軟、具有安撫和冷靜效果的聲音。在心裡默念咒語就好，念出聲可能增強風能，也可能導致風能者能量枯竭。可以試試念出聲一兩分鐘，再改成腦中默念。最適合風能的聲音：Ram、Hoom。

火能：清涼、甜美、具有安撫和冷靜效果的聲音。可以用默念的，也可念出聲。如果要念出聲，請讓聲音保持冷靜、平和、穩定。最適合火能的聲音：Aum、Aim、Shrim、Sham。

水能：具有刺激、暖和的活躍聲音。請以渾厚開朗的方式大聲唱出咒語。最適合水能的聲音：Hoom、Aum、Aym。

冥想前、感覺焦慮或緊張時、進行日常活動時，甚至是其他任何時候，都可以誦念咒語。咒語有助放鬆心神與排毒，效果跟冥想一樣。咒語讓你回歸當下，也就是最令人放鬆的時刻。

誦念脈輪

脈輪指的是沿著脊椎分布的七個能量轉輪，位於脊椎最底部的是海底輪，位於頭頂正中央的是頂輪。七大脈輪連結了身體不同的情感與生理中心，擁有鮮明的顏色、和諧的聲音，跟靈魂之間的連結十分深刻。

一邊誦念七大脈輪的聲音，一邊想像脈輪的位置和顏色，能夠帶來很強大的治癒效果。你可能有發現，自己的身體有某個部位老是出問題，例如頭痛、下背疼痛、經痛或喉嚨沙啞。這就表示，這個部位試著要引起你的注意，而誦念脈輪或許就是你需要的治療方法。然而，你應該為每一個脈輪誦念，才能促進平衡。

海底輪

海底輪能穩固我們的根基，是我們的基礎、我們的生存本能，也是安全安穩的所在。樹木想要生長、朝向宇宙擴展，就必須要有穩健的根系。人也一樣，只要海底輪平衡了，我們就會感覺安全無虞、充滿自信、穩定強壯。如果海底輪失衡，我們會覺得不穩定、少了根本和基礎、緊張、害怕、恐懼，彷彿沒有踏在堅實的地上，彷彿根本需求沒有被滿足。

海底輪涵蓋了會陰、臀部、大腿、小腿，一直到腳底。

要平衡此脈輪，想像脊椎的根部（包括身體前後兩側）有一團紅色火球以順時針沿著根基轉動，進行淨化、散發強大的力量、提供安全與安穩。想像的同時，誦念海底輪的聲音：Lam、Lam、Lam。

臍輪

往上移，會來到第二個脈輪，從生殖器官延伸到肚臍正下方。這是熱情、性愛、情感與創造力的部位。我們透過此脈輪享受世界的感官體驗。當臍輪獲得平衡，我們會覺得自己在許多層次上與他人互相連結，我們能施予和接受愉悅和情感，我們擅於表達、富有流動性，對自己的性慾、感官、創造力和動感充滿自信。

當此輪失衡時，我們會受到約束、害怕付出承諾、不敢表達需求、出現不安全感、喪失性慾、感覺受困或不確定。

要平衡此脈輪，想像肚臍下方有一團橘色火球，明亮、鮮豔、充滿自信。想像的同時，誦念臍輪的聲音：Vam、Vam、Vam。

太陽輪

太陽輪位於肚臍正上方，統管了上半身的中心位置——腹部。這裡是你的自我、你的身分認同、你的人、權力與持有物的中心，也就是你的性情。這裡是你表達自我、意志、欲望和才智的地方。太陽輪獲得平衡時，可以調節權力和表達，我們會覺得有信心、開放，並對自己的想法、計畫和人生願景感到輕鬆自在。我們很容易前進，而人們時常會跟隨我們。

當此輪失衡時，自我會失去控制；責怪滋生蔓延；對他人的動機感到懷疑，進而破壞關係；我們會感覺到失落、執迷和受擺布。

要平衡此脈輪，想像腹部有一團像太陽一樣的刺眼黃色火球正在閃閃發亮，每個人都能看見。想像的同時，誦念太陽輪的聲音：Ram、Ram、Ram。

心輪

位於胸腔中心的，是掌管同理心、寬恕、無條件的愛和覺察的心輪。心輪最重要的面向之一，就是對自己的關愛、寬恕、接受與同情。一旦你能真正做到這些，心輪就有無限的能力賦予他人這些福氣。心輪之井永不枯竭。你越能接受自己，就越能接受他人。這能帶來深沉的連結、同心一致感、和平與愛。

當此輪失衡時，心輪會關閉，無法施與受。過去的傷口會惡化，心會痛，因為我們做不到原諒和忘記。我們會感覺到妒忌與痛苦，而非喜悅與歡愉。

要平衡此脈輪，想像心臟附近有一團綠色火球。想像你的胸腔充滿了這愛與寬恕的綠色汪洋，正在緩緩轉動、蓄積能量，向世界擴張蔓延。想像的同時，誦念心輪的聲音：Yam、Yam、Yam。

喉輪

從喉嚨基部、甲狀腺、耳朵附近到後腦勺，都是喉輪的範圍。喉輪不僅負責掌管真實的表達（即說實話），也掌管聆聽與識別。聽往往比說還重要，喉輪獲得平衡的人知道何時應該保持沉默，何時應該發聲。當喉輪獲得平衡，你的聲音會是悅耳動聽而流

暢的，你會知道如何從聽見的資訊中辨別真偽，也知道什麼才是對我們最好的，不會受到他人過多的言詞所影響、說服。

當此輪失衡時，我們可能會很膽小、怯懦，無法為自己發聲。對於聽到的訊息，我們照單全收，沒有識別能力。或者，我們可能會講話講個不停，沒發現沒有人在聽我們說話。

要平衡此脈輪，想像喉嚨、耳朵和後腦杓有一團藍色火球。想像的同時，誦念喉輪的聲音：Hum、Hum、Hum。

眉心輪

眉心輪位於雙眉之間，也被稱作第三眼。這是直覺、自我連結、靈異能力、視覺與感知的中心。當眉心輪獲得平衡時，我們不僅能通往內在領域，也能通向宇宙的外在領域，感覺自己跟萬物產生連結。這種覺知感很難形容，但卻能帶領我們來到微妙能量的所在；在那裡，一切都有可能。冥想時在腦海中想像此輪，可以讓你到達純粹的福祉、光明與無限潛能的狀態。

當此輪失衡時，我們很難看清自我和我們在世界上的定位，我們會覺得感知能力變鈍，或者與現實脫節，也會難以下決定。我們會覺得自己受困在既有的狀態，不知道一切可能可以往哪個方向走。

要平衡此脈輪，想像第三眼（即雙眉之間）後方有一團靛色火球。想像的同時，誦念眉心輪的聲音：Sham、Sham、Sham。

頂輪

頂輪又被稱作千瓣蓮，位於頭頂中央或上面一點的位置，可以讓你跟宇宙和自我存在的無限可能連結在一起。當我們與頂輪互相連結，就會發現覺察能力增強，感覺自己與萬物（有生命的及無生命的）都有了連結。我們會深刻感受到宇宙的無垠；我們自己就是無拘無束的覺知本身，充滿喜樂；我們會明白，我們自己和宇宙萬物之間是毫無區隔的。我們是無限、無垠、純粹的覺察，並與一切連結。

當此輪失衡時，我們會喪失令人歡喜的連結感，感覺漂泊不定、不確定、沒有任何聯繫。我們無法對周遭的無限可能打開心胸。我們可能會失去連結感、封閉與孤立自我。

要平衡此脈輪，想像頭頂周圍有一圈純白或紫色的光芒，感覺這道光傾洩而下，灌注全身，將你包圍。想像的同時，誦念頂輪的聲音：Om、Om、Om。這個聲音又被稱作「種子」，是宇宙的聲音，也是有史以來出現的第一個聲音。

調息法

有時候，你可能會聽到別人把調息法稱作「呼吸練習」，但調息法真正的定義是「經由特定技巧與練習，有意識地控制呼吸」。調息法的梵文是「pranayama」。其中，「prana」指的是流通在所有生物體內的「生命能量」。古印度偉大的阿育吠陀智者發現，透過不同的方式讓生命能量滯留或流通，可以改變我們的體質，平衡體素。他們也相信，調節氣息可以減少疾病，延年益壽。

當你剛開始練習調息時，可能會發現有一個鼻孔塞住了。請不用擔心，因為鼻竇是由會腫脹的組織所構成。也就是說，鼻竇平時就會充血脹大，並隨著時間慢慢消脹。這通常每隔九十分鐘就會發生一次，因此你會發現，鼻孔總會有一側是比另一側還要疏通的，至於是哪一側，要視血流的方向而定。

練習調息不需要任何工具、設備或看起來很厲害的服裝或鞋子，只要有一點時間，可以找到舒適的地方坐著即可。另外，手邊也可以準備一包面紙，需要擤鼻子的時候可以用。可以的話，空腹練習調息是最好的。

調息時，請以舒適的姿勢坐著，坐在地板、椅子或床鋪上都行。採取的坐姿要能夠讓你打開胸腔，手臂有活動的空間，例如盤腿。脊椎保持直立但不僵硬。練習某些調息法時，可以將舌頭抵住前排牙齒後方的上顎凸出處，然後再開始。把舌頭往上移，放在該處即可。這麼做可以減輕下顎的壓力、防止咬牙的狀況，還有建立平衡的附加好處。

調息練習結束後，花幾分鐘的時間讓呼吸恢復正常，再去進行下一個活動。觀察身心出現什麼樣的感受，是否覺得根基更穩固？變涼爽？變燥熱？好好留意身心變化，記錄下來。請將調息納入你的日常活動，雖然每天只有花費幾分鐘的時間，卻有莫大助益。

淨脈調息法

可療癒所有體素，特別是風能
幫助扎根、減緩焦慮與擔憂

我有一位老師把這種調息法稱作調息之王，我也很認同。淨脈調息法可創造意識覺察的開放狀態，讓心靈平靜，並活化身體。淨脈調息法的本質就是從一個鼻孔吸入空氣，再從另一個鼻孔呼出，沿著貫穿七大脈輪的「中脈」形成一條無止境的迴路，進而平衡陰陽。每次深吸一口氣，血液就會充滿氧氣；每次呼出空氣，就能更加放鬆，幫身體排除壓力和焦慮。淨脈調息法有很多療癒效果，包括減緩頭痛。有些人也認為，更年期的婦女每天練習淨脈調息至少十五分鐘，便能減輕熱潮紅的現象。

進行淨脈調息的時候，要慢慢感受每一次的吸氣與呼氣：

1. 首先，將右手的食指和中指收進掌心，拇指朝上，無名指和小指打開（不必用力拉長，讓自己不舒服）。這個手勢叫做「毗濕奴印」。使用右手拇指輕輕壓住右邊鼻孔，到了步驟三準備壓住左邊鼻孔時，會使用到無名指。你也可以採取另一種手勢，將食指和中指放在眉

進行淨脈調息時，可能會有思緒短暫中止、身體靜止不動、神經系統深沉放鬆等現象出現。身體處於這樣的狀態時，便會自然展開治癒過程。只有在放鬆的狀態下，身體才能發揮淨化、修復與活化的功能。這個調息法可以幫助你經常達到該狀態。

心，就能使用拇指和無名指壓住鼻孔。

2. 用拇指輕壓右邊鼻孔。利用左邊鼻孔深吸一口氣，直達骨盆腔底。吐氣時，拇指依然壓著右邊鼻孔，經由左邊鼻孔呼出空氣，將上半身和喉嚨的氣全都吐掉。

3. 再次深吸一口氣，吸到底時，使用右手無名指壓住左邊鼻孔。放開右邊鼻孔的拇指，吐氣。吐到底時，閉氣一會兒，接著經由右邊鼻孔再次深吸一口氣。

4. 使用拇指再次壓住右邊鼻孔，經由左邊鼻孔吐氣。使用左邊鼻孔吸氣，壓住左邊鼻孔，再用右邊鼻孔吐氣。

5. 就這樣左右交替呼吸二十下，完整的吸氣和吐氣視為一下。你可以使用左手數數，左手手指數完兩輪，就表示練習完成。每次練習，試著慢慢增加呼吸次

數。資深的調息專家可以一次做一百零八下！

進階訣竅：想要試著在靜脈調息的過程中讓身心更為靜止，可在吸氣和吐氣之間進行閉氣，也就是所謂的「止息」。當你很想吞嚥或數到十六秒時，再開始正常呼吸。如果你有高血壓、肺部方面的問題或偏頭痛，請不要止息。

咒語訣竅：練習靜脈調息法時，可在心中默念「梭吽」。吸氣時，念「梭」。如果有像上一個訣竅所說的那樣進行止息，請在此時默念「喔」。吐氣時，念「吽」。

清涼調息法

減緩火能
幫助身心降火平靜；降血壓

此調息法對火能者特別好，只要身心上火時，都可以使用，而有熱潮紅的婦女也很適合。清涼調息法甚至在開車的時候也很適合練習，因為開車有時候會導致脾氣暴躁！不過，若在開車時進行清涼調息，別忘了眼睛要繼續看著馬路，手要放在方向盤上。

1. 採取舒服的坐姿，脊椎保持直立但不僵硬。雙手自然地擺在大腿上，掌心向上。使用鼻孔深呼吸一兩次。

2. 可以的話，把舌頭捲起來，稍稍伸出。沒辦法捲舌的人，請看下面的訣竅。現在，用口吸氣，讓空氣通過舌頭形成的圈圈，充滿整個胸腔和腹部。你應該會感覺清涼平靜，上半身充滿空氣。

3. 將舌頭縮回口中，用舌尖抵住前排牙齒後方的上顎凸出處。使用鼻孔呼氣，感覺壓力、挫折和火氣跟著離開身體。

4. 舌頭再次伸出，重複整個過程十次。

訣竅：如果沒辦法捲舌，可以嘟嘴吸氣，或者把嘴唇張大成誇張的笑容一般，讓空氣從口腔兩側、臉頰內側通過（即嘶聲調息法），再按照上面的步驟吐氣。

風箱調息法

減緩水能
幫助啟動新陳代謝、喚醒身體

風箱調息法是一種讓身心熱起來的調息方法，可以打開肺部、促進消化、排毒、增加攝氧量、促進新陳代謝、創造出「燒旺」的感覺。開始的時候要慢，先確保自己可以做到完全的腹式呼吸，再進行這個調息法。如果不確定，就不要做。

這是一種非常活絡的調息法，可促進血液流動和心智的運作。吐氣時，橫膈膜需要出力，將空氣往上推出去；吸氣時則需要快速。有些人在做風箱調息法時甚至會出汗。

如果你正值孕期或經期，或者有心臟或呼吸道方面的毛病，請不要進行風箱調息法。除此之外，有高血壓、潰瘍、嚴重的腸胃問題或疝氣，也應避免之。

1. 如果你是坐在椅子上，請坐到椅子邊緣，跟其他調息法一樣，脊椎保持直立但不僵硬。把手放在肚子或大腿上。

2. 先進行兩到三次深沉的腹式呼吸，吸氣時腹部像氣球一樣脹大，吐氣時肚臍推向脊椎。

3. 再吸一口氣，吐氣時利用橫膈膜用力將空氣排出。吸氣時不需出力，自然地讓身體吸入空氣。

4. 就這樣呼吸十下，一開始速度要慢，習慣後再漸漸加速。第十次吸氣時，請在吐氣前閉氣，接著緩緩吐出，休息。

訣竅：在進行風箱調息法時，你會覺得腹部和胸腔動得很誇張，這是正常的。

冥想

冥想有很多種類，但是你現在還不需要一一去鑽研。在這個章節，我將傳授冥想的方法。在嘗試你認為對自己更好的種類之前，請先依照我的方法實行二十一天計畫。我知道，人常常會四處打探，不斷尋找更好的東西或是懷疑自己的選擇，所以過了二十一天，如果你還是想找個老師、手機應用程式或團體，學習不同的方法，沒問題。可是，請先堅持二十一天，你不僅將從這當中、也會從「心」找到智慧。

關於冥想，有一些很常見的錯誤觀念，例如：冥想非常困難；要靜靜坐著很難；冥想時一定要完全淨空思緒。事實是，只要方法用對、有人指導，冥想沒有那麼難。如果知道正確的坐姿，應該要能夠維持同一個姿勢至少五到二十分鐘。另外，沒有人能完全淨空思緒，但是你會發現思緒將安靜下來，退居次位，慢慢消失。

冥想時，會發生三件事：第一，一些想法會浮現；第二，我們會想要睡覺；第三，我們會感覺平靜。我們會進入靜止的時刻，接著出現某個想法，然後整個過程重新來過，不斷重複。

冥想是為了學會掌控自己的思緒。我常常告訴我的冥想學生，當你注意到自己在想事情，就表示你在冥想了！你能控制自己的思路，而不是讓思路控制你。我們看著思緒浮現，並選擇讓它走，不去緊緊抓著不放。把思緒當成天上的雲朵吧！我們沒辦法抓住雲朵、緊緊抓著雲朵不放，或把雲朵扯下來好好檢視一番。我們只能看著雲朵緩緩經過，祥和地、平靜地，一次又一次放下。

如果冥想到一半很想睡覺，那通常表示你睡得不夠，就是這麼簡單。所以，晚上好好休息，才能好好冥想。如果冥想時真的很想睡，那就張開眼睛，深吸一口氣。提醒自己你現在正在冥想，再慢慢閉上眼睛。

誦念咒語可以幫助你專心。我跟學生練習冥想時，使用的是「梭吽」這句咒語，在梵文裡意為「我是」。但，誦念這句咒語主要是因為「梭吽」這兩個字的聲音特質可以幫助大腦進入無條件之愛、接受與寬恕的寧靜境界。

我的一位冥想老師大衛吉（Davidji）教我們使用三字訣「RPM」：起床（rise）、如廁（pee）、冥想（meditate）。這真的是很棒的建言！在被新的一天分神干擾前，起床、解決生理需求，然後找個舒適的座位開始冥想。

開始冥想：

1. 依自己希望進行冥想的時間長度來設定鬧鐘，過程中才不會因為一直看鬧鐘而分心。多加幾分鐘的時間進行步驟二到五的暖身。

2. 找到一個舒適的姿勢，過程中才不會被自己的身體干擾而分心。最舒服的位置可能是在床上（背後墊幾個抱枕支撐）、地上（坐在冥想墊上）或你最愛的椅子上。花點時間找出最適合自己的姿勢，但是我不建議躺著，尤其是對新手來說，因為這太接近我們入眠的姿勢了。

3. 你的脊椎應該直立但不僵硬，肩膀和手臂放輕鬆，手掌朝上或朝下放在大腿上。骨盆應該置中，不要太後面，也不要太前面。頸部筆直，下巴微微收起。

臉部和下顎放鬆。將舌頭抵住前排牙齒後方的上顎凸出處，有助放鬆下顎。

4. 姿勢擺好了以後，檢查身體是否有任何部位是緊繃的，如果有，輕輕收縮一下該部位，然後放輕鬆。你也可以讓空氣注入該部位，吸氣時把意念放在那裡，吐氣時使其放鬆。

5. 進行五次淨脈調息法（參見第115頁）或者幾次深沉的腹式呼吸。讓腹部柔軟，吸氣時擴大，吐氣時將肚臍縮向脊椎。安靜下來。

6. 注意周圍的聲音和氣味，還有氣溫。讓自己適應周遭環境，使環境融合成為冥想的一部分，才不會受到環境影響而分心。察覺，然後放下。

7. 重複默念「梭吽」咒語，吸氣時念「梭」，吐氣時念「吽」。如果搞混順序，那也沒關係，重要的是你的意念。

8. 如果心神開始飄忽不定，請注意自己浮現了想法，然後輕輕地、和善地回到咒語上。梭吽。

9. 就這樣持續五到二十分鐘，甚至更久。

10. 鬧鈴響起時，放下咒語（即不要再誦念），繼續閉目數分鐘。

11. 透過鼻子深吸一口氣到腹部，接著慢慢吐氣。從冥想意識中漸漸轉換到較

為清醒的意識狀態，並留意身心出現的變化。

12. 準備好了，就緩緩睜開眼睛，慢慢轉換心境，回到現實，盡量不要急著去做下一件事。進行日常活動時，帶著冥想練習賦予你的寶藏，只要靜止不動、深呼吸、複誦咒語，就能隨時回到冥想的平靜感。

訣竅：冥想時，你有可能會感受到複雜的情緒、煩擾的思緒、不安的回憶、身體的痠痛等，當這些情況發生，請像對待浮現的想法一樣，試著放下出現的每一種現象。等到你技巧成熟（這需要時間）或者開始跟老師一起練習，便能學會如何處理這些感覺、想法和情緒，使你變得更健康、更快樂、更平靜。冥想時若浮現令你煩擾的思緒，而之後仍揮之不去，你絕對可以向朋友或老師請求協助。

我的冥想之旅

　　我在我的一生中，曾經有過多次千載難逢的機會與今日最偉大的老師一起冥想。我最開始進行冥想，是二十八歲居住在以色列時。那時候，我正和一對剛從印度返國的以色列夫妻一同坐在客廳。我們這個小團體一起做完瑜伽，接著便坐著冥想。教學是以希伯來文進行，但冥想的部分則是印度語。我發現，我天生就能夠長時間靜止久坐，一定是我體內充滿水能的緣故！我持續練習冥想，並對於自己所經歷的助益深感興奮。

　　後來，我在美國繼續實踐冥想，曾跟猶太冥想團體香巴拉冥想中心（Shambhala Meditation）一起練習，最後開始學習佛教冥想。多年來，我曾到過英國的蓋亞之家（Gaia House）、美國麻州巴列的洞察冥想協會（Insight Meditation Society）以及巴列佛教研究中心（Barre Center for Buddhist Studies）等靈修會館，跟克里斯托弗提特姆斯（Christopher Titmuss）、查爾斯吉諾德（Charles Genoud）、古格里克萊默（Gregory Kramer）、蘇里亞達斯喇嘛（Lama Surya Das）、雪倫·薩爾茲堡（Sharon Salzberg）、約瑟夫戈爾茨坦（Joseph Goldstein）、傑克康菲爾德（Jack Kornfield）、克莉絲緹娜費爾德曼（Christina Feldman）、迪帕克喬布拉（Deepak Chopra）、大衛西蒙（David Simon）等許多很棒的老師一起冥想。

　　開始研究阿育吠陀後，我曾接觸過吠陀冥想（Vedic Meditation）、超覺靜坐（Transcendental Meditation，TM）等印度冥想，連同我接收到的所有咒語，綜合成我自己的獨特冥想表達方式。

　　至於瑜伽，我發現實踐的時間越久，就越能夠相信自己的心，發現什麼才是對自己最好的。我鼓勵你好好挖掘瑜伽、找個老師、待在會館裡，創造出自己的冥想法。但是無論如何，要練習再練習。結果是？純粹的喜樂。

接觸大地

小時候，我總是迫不及待放學後脫掉鞋子，在草地上奔跑。那時，法令尚未要求每個人都得順手清理狗大便，所以有時候可能會中獎，但是我依然覺得很值得。今天，赤腳踏在大地上有個新說法：接觸大地（earthing）。人們發現，接觸大地好處多多，包括改善睡眠品質、提升專注力、擁有幸福感。現在甚至有接觸大地的相關產品可供選購，例如放在書桌下方的踏草墊。然而，我認為盡量找時間到戶外走走，才能獲得最大的好處。如果附近有公園或住家有後院，可以讓你赤腳走來走去，那是最棒的，沒有的話，也可以開車去找接觸大地的好地點。

在阿育吠陀體系中，靠自然元素平衡身心是健康的關鍵之一。事實上，阿育吠陀與大地元素連結的歷史很悠久。腳底接觸土地會令人感覺煥然一新、心靈祥和、活力充沛，光是用想的就讓我的腳趾頭蠢蠢欲動！如果你還記得在暖和的天氣下到戶外玩耍的兒時經歷，那麼你大概不需要什麼指導，但我還是在下面提供了一些指引，並針對個別體素提供建議。

開始接觸大地：

1. 找一處草地、海灘或泥土小路，把鞋子脫掉。

2. 深呼吸，向下扎根，感受大地接觸腳底與每一根腳趾頭的感覺。

3. 感受一下將平衡從腳的一個部位換到另一個部位的感覺。

4. 靜止不動呼吸數次，運用所有的感官進行覺察。

5. 接下來，走一走。風能與火能者的速度要慢一點，邊走邊冥想（也就是腦中浮現想法時，不要緊抓不放）；水能者的步伐可以輕快、堅定一點。

6. 單純地覺察自己的感受是很重要的，把腦袋淨空，與腳下的大地和頭上的天空同在。

有些印度人會將某些樹種納入日常生活的一部分，早上赤腳繞著大樹走。原來，這些樹種會釋放具有療癒效果的化學物質，繞著走的過程中便能吸收。你的自家後院可能也有這些魔樹。例如，黃椰子是天然的空氣濾淨器，可除去大氣中的有毒化學物質，包括苯和甲醛。其他可以潔淨空氣的植物有白鶴芋、菊花和蘆薈。所以，除了接觸大地，你也可以將植物和大樹帶入居家環境，不僅能得到乾淨的空氣，還可欣賞它們的美。

直視太陽

直視太陽就是像字面上所說的那樣，盯著太陽看。不過，有些需要注意的地方：一次不要盯超過十秒鐘；目光要柔和，不要專注用力地看；在日出和日落的時段進行，不要選擇日正當中時。

古代的印度仙人發現，在日出和日落時直視太陽能讓身體充滿無限能量以及滿足和幸福感。這可能是因為，太陽會激發有時被稱作「上帝腺體」的松果體，釋放出兩種重要的荷爾蒙：血清素和褪黑素。此外，陽光有助維生素 D 的產生，而維生素 D 是讓皮膚和骨骼健健康康的必要元素。或許，因為在直視太陽時也會接觸到大地（參見第122頁），兩相結合便能提高覺察和專注力。

開始直視太陽：

1. 確定你所在的區域當天的日出或日落時間。

2. 太陽準備升起或落下時，前往一處戶外地點。看不到地平線沒關係，只要面東（日出）和面西（日落）就能讓你沉浸在太陽的能量中。

3. 脫掉鞋子，雙腳向下扎根。接著，坐下來或繼續站著。

4. 目光柔和地看向太陽，時間不要超過十秒鐘。望向他處，再直視太陽兩到三次。

5. 如果想要結合咒語，我個人喜歡在直視太陽時誦念「唵南嘛濕婆耶」。一邊直視太陽，一邊在心中默念。

6. 花一點時間留意自己的感受。

7. 感恩太陽的存在。

足部清洗與抹油按摩

接觸大地（參見第122頁）過後，如果睡前沒有時間洗澡，清洗足部是個不錯的點子。即使沒有接觸大地，在漫長的一天後清潔足部仍是很好的做法，具有煥然一新、冷卻和治癒的效果，因為許多不潔之物都會從腳底進入體內。

進行這項日常活動時，我會使用溫水、毛巾及含有浮石的肥皂。我個人用的是印度的浮石肥皂品牌「岡達利足部搓洗肥皂」（Gandhaali's Foot Scrub Soap），但其實只要是天然的浮石肥皂皆可。另一個替代選項是，用香料磨粉器研磨四分之一杯的紅豆，加入一點水以及兩到三滴的茶樹油，混合成糊狀，即可取代浮石肥皂。

傳統的足部按摩可以花上一個小時的時間，會使用到一種由銅、錫和銀製成的缽以及所謂的「金屬棍」（一種使用特殊金屬製成的圓弧工具），深層按摩阿育吠陀療法的指壓穴位。如果可以挪出時間進行足部按摩，是非常好的體驗，但對大部分人來說，睡前依照下面的步驟做個簡易的足部抹油按摩，也有莫大助益。

我通常是在準備就寢時按摩足部，但我建議你在清洗足部之後，馬上進行按摩。鱧腸油是最適合用來足部按摩的油。鱧腸這種草藥具有平靜和冷卻的功效，通常是跟芝麻油混合。此外，鱧腸對頭皮和頭髮也很好，據說可以預防少年白、刺激頭髮生長（參見第161頁的參考資源）。

足部清洗步驟：

1. 旁邊準備一雙襪子。坐在浴缸邊緣，或裝一碗溫水。

2. 一次清洗一隻腳，把腳趾之間、腳底、腳踝和腳背清洗乾淨。把腳充分擦乾，再進行下一步。

3. 在手心倒一點油（約直徑兩公分），雙手搓揉，使油溫熱。

4. 一次按摩一隻腳。把整隻腳抹上油，從腳趾和腳底抹到腳背和腳踝。你可以像我一樣，趁這個機會練習「瑜伽腳趾」，把四根手指插在腳趾之間的縫隙，就這樣張開手指一會兒。

5. 腳趾一根一根從基部按摩到趾尖，按到趾尖時稍微扭轉一下。手指出力，由上往下按壓腳背，按到腳趾之間的空隙，從腳趾根部一直按到足部最尖端。

6. 按摩腳踝，使用手掌快速拍打腳底數次，把它拍熱。接著，使用兩隻手掌，以相同的方式按摩腳的兩側。

7. 使用大拇指沿著腳底進行指壓按摩。

8. 穿上襪子，按摩另一隻腳。接著，進行頭部抹油按摩（見下方），完成整個晚間活動。

頭部抹油按摩

頭部抹油按摩是個很棒的技法，可以平靜心靈、冷卻身體、創造深層的幸福感，與足部按摩兩相結合，能使神經系統完全放鬆，讓你一夜好眠。跟足部按摩一樣，請使用油（參見第161頁的參考資源）。進行頭部抹油按摩時，頭髮應該是乾的。

頭部抹油步驟：

1. 在手心倒一點油（約直徑兩點五公分），接著抹在頭頂上，使用指腹按摩頭皮兩到三分鐘。

2. 按摩耳後和脖子根部。使用小拇指沾一點油，按摩耳朵內部。

3. 跟平常一樣就寢。由於使用的油量很少，不需要毛巾擦拭。

更深沉的做法：體腸

1. 把油放進拴緊的罐子裡，在水龍頭底下沖熱水。

2. 將一大匙左右的溫熱油倒在頭頂上，使用指腹按摩頭皮。

3. 將油按入頭髮。

4. 按摩耳後和脖子根部。使用小拇指沾一點油，按摩耳朵內部。

5. 用毛巾把頭包起來三十分鐘或一整晚。睡覺時，把毛巾放在頭上或枕上。

訣竅：若是使用第一種做法，油量只要剛好能夠滲進頭皮，讓神奇的鱧腸進入頭皮組織即可。頭部按摩令人放鬆，應該會成功幫助你入眠，而且一覺到天亮。

性愛

性愛是很神聖的一件事。親密關係無疑是生命中很重要的一部分，可以透過多種方式表達，而性愛就是其中一種。每一種體素者對性愛的態度都不一樣，因此了解伴侶的體素，就能擁有很棒的性生活。阿育吠陀文獻《八支心要集》（Ashtanga Hridayam）便提供了有關性愛的詳盡說明，雖然是以印度的季節和飲食為基礎，今日仍可借鏡。

阿育吠陀文獻指出，性行為會損耗我們的生命精華，也就是餵養活力、精氣和整體健康的能量。因此，我們必須確保自己身心健全，才有多餘的生命精華可供損耗。決定從事性行為之前，請注意自己的生命精華多寡。如果感覺虛弱、能量低迷或筋疲力盡，或許就不適合將生命精華浪費在性愛上。

根據阿育吠陀經典，每個體素者從事性行為的頻率都不一樣。

水能者的頻率

健康又活力十足的水能者天生就相當健壯、充滿精力，因此只要感覺身心獲得滋養，想要多常從事性行為都沒問題。事實上，性愛也能讓水能者好好運動一下。水能者通常都滿性感的，也能輕鬆對待自己凹凸有致的豐腴體態及柔軟的腹部。他們對自己的身體很有自信，喜歡分享、探索、慢慢來。另外兩個體素者若能從水能者身上學到這些東西，將受益良多。性愛過後，水能者會感覺祥和喜樂，通常會在嘴角掛著一絲微笑，沉沉睡去。

風能者的頻率

風能者體重較輕、肌肉較少，因此生命精華沒有水能者那麼多。此外，風能者容易感到焦慮緊張，而性愛的刺激有時會增強這些情緒。因此，風能者可能只能一週一次。風能者必須貯存能量，所以要注意自己

當下的感受。抱抱和撫摸或許就能滿足他們的需要。風能者容易不知所措或感到不確定，因此知道自己的需求、勇敢說出心聲、懂得向伴侶索求，對他們來說是非常重要的。風能者要避免做出違背自己心意的事，否則最後會感到驚嚇、害怕、困惑，甚至自責。性愛過後，風能者可能會覺得寒冷發抖，所以保持溫暖和安全感很重要。

火能者的頻率

對火能者而言，一個月少少幾次性行為最好。火能者易被欲望和衝動沖昏頭，因此適量是關鍵。火能者必須非常清楚自己為何想要從事性行為。由於火能者熱愛挑戰，因此有可能會藉由性愛來征服受限的感覺、展現力量和主權，或者沒察覺到伴侶真正的需要。請試著傾聽、放慢速度，與伴侶同在。不要在憤怒、挫折或不耐的時候從事性行為。火能者在性愛的過程中，可能會表達憤怒或挫折的情緒，但請格外留心這個狀況，讓整個過程柔和一點。記住，性愛除了能宣洩情緒，也是一種愛的表達。

各體素的伴侶

兩個水能者在一起時，自然會慢慢來，進行長時間而緩慢的性愛。他們可以試著把性愛變得火熱一點，多燃燒掉一些水能。水能者可以幫助風能者獲得安全感，帶領火能者來到敏感與感官愉悅的新層次。兩個風能者在一起時，應對彼此清楚表達自己的精力多寡及能接受的性愛範圍。兩個風能者從事性行為，則應分外留意對彼此的感覺，展現愛與同理。記住，這不是一場競賽！

至於火能者和風能者在一起時，則得付出多一點關心。當風能者獲得平衡，感覺充滿創意與即興，便能引導火能者從事一次健康的性愛。愛玩的風能者可以幫助過於認真的火能者放鬆一點，好好享受性愛，而非把它當成競爭激烈或爭奪權力的比賽。當火能者獲得平衡，他們可以握著風能者的手，給予引導和關愛，溫柔地指引風能者，當個溫暖、和善、緩慢、關懷的愛人，幫助他們克服恐懼與焦慮。親愛的風能者，請注意：如果你的火能伴侶把性愛看得太認真、控制心理太強或正處於憤怒情緒中，那麼這時候便不適合性行為，否則你會感到焦慮恐懼。或許你可以使用具有清涼效果的油（如椰子油）來幫對方按摩，或者請對方泡個排毒澡，在浴缸裡加入瀉鹽以及薰衣草或香草等具有靜心作用的精油。

最適合性愛的時段

最適合性愛的時段通常是水能時段，也就是晚上六點到十點及早上六點到十點。最理想的時間是晚上九點到十點之間，因為水能時段應該要慢慢來，而這時候最不需要匆忙。此外，就跟所有的身心靈活動一樣，性行為最好在空腹或飯後兩小時後進行。阿育吠陀文獻建議我們不要在白天從事性行為，因為日間應該用來從事其他活動。

性愛前後的飲食

性愛建議要在空腹的狀況下進行，也就是飯後至少兩到三小時。前面曾經提過，性行為會損耗生命精華，因此你和你的伴侶可以一同享用以下的飲品，重建精力。浸泡八顆杏仁之後去皮，再與三到六顆去籽紅棗、四百七十毫升的溫熱杏仁奶及一撮肉豆蔻和肉桂混合打汁，就能完成一杯恢復生命精華的飲品。這可以在睡前飲用。事實上，這是很不錯的晚間飲品，因為裡頭的成分具有平撫心靈的效果。

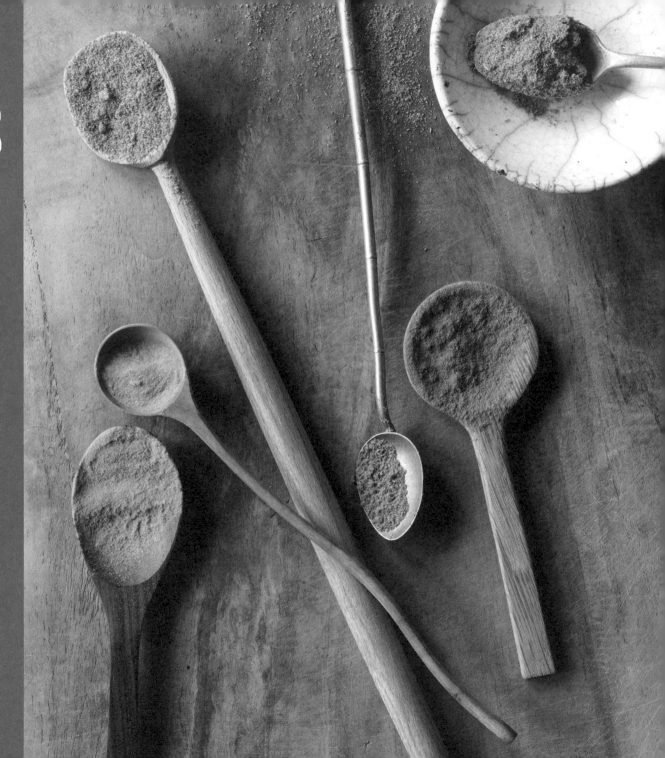

第 8 章

季節調整與季節交替淨化儀式

　　了解季節屬性並跟著做出適當的調整，可幫助我們處於最佳的狀態。要進行身體排毒的阿育吠陀淨化儀式，最理想的時間是換季時期。阿育吠陀體系將季節分成三季，分別代表三種體素。

　　風能季節對應到暮秋／早冬，大約是十一月到二月。這時，天氣開始變冷，但是有些日子仍屬暖和；空氣變得比較乾燥，葉子開始落下，但有時候仍有滂沱大雨。簡單來說，這個季節就跟風能一樣，多變、難以預測。皮膚會開始變乾，身體會出現一些消化毛病，如排氣和脹氣，表示風能過於旺盛。

　　水能季節對應到暮冬／早春，大約是三月到六月中。這時，大地因為雪和雨而變得沉重潮濕。新生命開始出現，樹木長出新葉，花朵和植物冒出新芽。你可能會咳嗽、感冒、充血，或出現季節性過敏，表示水能過於旺盛。

　　火能季節對應到夏天／早秋，大約是六月中到十月。在火能季節，沉重清涼的春雨開始變成潮濕炎熱的夏天，伴隨著憤怒的雷雨。我們在炎熱的季節中動作變得緩慢、食慾減少，白晝也開始變長。火能季節可能會使皮膚突然出現疹子、曬傷等跟炎熱有關的毛病。

暮秋／早冬（風能）
季節調整

當樹葉落下、雨勢減緩、晚間變涼，就表示秋天開始了。隨著時序遷移到暮秋／早冬，空氣會開始變乾，火能和風能開始交替，接著很快地就會只剩下風能，直到暮冬。

這就是風能季節。就跟風能的屬性一樣，秋天是變化多端的時節，可能今天很熱，隔天變冷，一下多雨，一下又乾很久。這個季節開始起風，將飄落地面的樹葉吹乾。即使你的主要體素不是風能，你可能也會感覺體內的風能增加。皮膚變得乾燥，行為變得異常，排便不順，頭髮和指甲變得容易脆裂。在這個季節，你應該減少苦、辛、澀三味，多吃甜、酸、鹹的東西。這些味道／食物本來就比較富含營養，可以增添濕潤和穩固的感覺，有助減緩這個季節的影響。

風能季節到了後半段，進入冬天，開始讓人感覺大自然允許我們待在室內，安靜下來，窩在家中。我們跟著自然光調整作息，早上會睡得比較晚，晚上也比較早就寢。

在這個季節，應食用根莖類蔬菜，並使用丁香、肉桂、辣椒等暖胃的香料。

暮秋／早冬飲食

多吃甜、酸、鹹的東西。這些食物通常比較沉重潮濕，像是湯和燉菜。冬季月份要多補充蛋白質。使用印度酥油以及辣椒、阿魏、肉豆蔻、肉桂等暖胃的香料。

採買清單應該包含：酪梨、甜菜根、蒜、薑、蒜苗、馬鈴薯、南瓜、根莖類蔬菜、甜水果、印度酥油、酪梨油、葵花油、芝麻油、麻油、蛋、魚、堅果、種籽類、克非爾發酵乳、全脂牛奶、茅屋乳酪、蜂蜜、楓糖、糖蜜、全蔗糖、豆腐、綠豆、米、藜麥、暖胃的香料和茶（薑、肉桂、丁香）。

日常活動建議

- 日出不久後起床，進行晨間活動（參見第50頁），使用芝麻油進行油漱法（參見第84頁）。

- 使用溫熱的芝麻油或減緩風能的精油來進行全身抹油按摩（參見第86頁）。腳底也要按到，以加強穩固。沖澡前，把腳擦乾淨。在皮膚上留下一層薄薄的油，這樣皮膚才不會乾裂，也能防止環境毒素入侵。

- 在鼻孔和耳朵裡面抹油（參見第89

頁）；在乾燥的季節或氣候環境中，不建議使用洗鼻壺。

- 使用幫助扎根和暖胃的精油，如岩蘭草、玫瑰和松針（參見第90頁的精油使用方式）。

- 練習淨脈調息法（參見第115頁）。

- 練習緩慢、有助扎根的瑜伽招式（如第102頁的拜日式）以及把毒素趕出體外的扭轉招式。

- 吃溫熱的熟食，避免生冷的食物。煮菜時使用印度酥油。多喝湯，多吃燉菜。

- 少吃會導致脹氣的食物。要幫助消化，可以在菜餚中加入一撮阿魏。飯後吃炒過的茴香籽也可以。

- 整天飲用溫或熱的液體。在熱水中加幾片生薑是最理想的飲品。

- 天氣可能變化不定（就跟風能一樣），因此要採洋蔥式穿法。

- 穿著減緩風能（令人心情平撫）的色彩：黃、褐、米白、深藍、靛藍、金黃、酒紅。

- 進行晚間活動（參見第52頁）。

- 睡前飲用金黃牛奶（參見第60頁），可幫助睡眠並消炎。

- 晚上九點或十點左右就寢。

暮冬／春天（水能）季節調整

通常，大部分的氣候環境在春季時，大地都會充斥雨水，地表長滿新生命，我們周遭的花朵、灌木、樹木都會開始萌芽。大地的沉重與潮濕正代表了水能。過多的水分會創造水能。動植物的萌芽催生可能導致過敏。氣壓的變化可能使我們感覺沉重靜滯。

這就是水能季節，緩慢、沉重、潮濕、冰冷。我們應該要減少飲食的水能屬性，也就是少吃甜、酸、鹹等本質很濕的食物。潮濕的空氣也鼓勵我們要吃輕盈乾燥的食物。由於這個季節經常仍是寒冷的，我們應該吃溫熱的熟食。由於大地很沉重，我們應該選擇增加精力與動力的食物。

暮冬／春天飲食

這時應該要吃減少水能的食物，也就是偏辛、苦、澀的東西，以擠出體內多餘的水分和毒素。在這個時節，你可以吃糙米、燉煮蔬菜和烘烤料理。避免甜、酸、鹹三味。忌吃冰淇淋、優格、硬質乳酪和質重的麵包。

採買清單應該包含：葉菜類、綠花椰、

白花椰、芹菜、高麗菜、蒲公英的葉子、薑、四季豆、菇類、洋蔥、馬鈴薯、豌豆、西洋菜、蘋果、莓果、果乾、梨子、石榴、羊奶、亞麻籽油、印度酥油、椰子油、所有的香料、紅豆、印度黑豆、鷹嘴豆、扁豆、綠豆、蛋、種籽類、莧菜、藜麥、小米、玉米、蕎麥、裸麥、蜂蜜、楓糖、全蔗糖、茴蒩茶、丁香茶、洛神茶、小豆蔻茶。

日常活動建議

- 日出時或日出前起床，讓水能動起來，進行晨間活動（參見第50頁），使用芝麻油進行油漱法（參見第84頁）。

- 也可以進行全身抹油按摩（參見第86頁），但是倘若抹油讓你感覺沉重，可以考慮乾刷按摩（參見第86頁）。

- 在鼻孔和耳朵裡面抹油（參見第89頁）。如果你住在潮濕的氣候環境，請使用洗鼻壺（參見第88頁）。別忘了，使用洗鼻壺後，請至少等一個小時再使用抹鼻油，水分才不會困在鼻腔或鼻竇內。如果你住在乾燥的氣候環境，就不要使用洗鼻壺，否則身體會變得更乾燥。

- 練習風箱調息法，將多餘的水能排出體外（參見第117頁）。

- 在飲用的熱檸檬或萊姆水中添加一大匙的蜂蜜，去掉水能。但，請記得等熱水變涼一點後再加。

- 使用提神精油，如丁香、薑、檸檬、茉莉（參見第90頁的精油使用方式）。

- 拉長瑜伽招式的練習時間。練習開胸、前彎、後彎的招式及拜日式（參見第102頁）。

- 一週進行數次適中到劇烈的運動。

- 脖子圍一條圍巾，以免受到自然變遷的影響。

- 攜帶裝有溫熱薑茶的保溫壺，整天飲用。

- 穿著減緩水能的色彩：亮紅、橘、綠、藍。

- 進行晚間活動。

- 就寢時間比暮秋／早冬期間晚一點，因為這時白晝會越來越長。

夏天（火能）季節調整

在夏天，我們的消化之火反而比較沒那麼旺盛。你或許會發現，自己不像冬天的時候那麼飢餓。這是因為，體外環境的熱能較多，體內的消化之火被引到外面，體內環境溫度下降，所以我們不會覺得飢餓。但

是，我們仍然會覺得體外很熱。因此，你會發現夏天容易出現疹子等皮膚方面的毛病。

夏季飲食

夏季飲食的要點就是「涼」這個字。多吃甜、苦、澀三味。這是一年當中可以吃沙拉和較多新鮮水果（但是兩者不可同時食用）的時候。避免食用會讓人更上火的食物，像是辣的東西或熱飲。夏天偶爾吃吃冰淇淋沒關係，因為冰淇淋會帶來幸福感！

採買清單應該包含：蘆筍、酪梨、根用甜菜的葉子、苦瓜、綠花椰、玉米、小黃瓜、椰子、豆薯、羽衣甘藍、洋香菜、香菜、西洋菜、櫛瓜、蘋果、杏桃、莓果、哈密瓜、甜櫻桃、果乾、甜的柑橘類、鳳梨、石榴、蛋、紅豆、鷹嘴豆、扁豆、綠豆、豆腐、杏仁油、酪梨油、椰子油、印度酥油、茴香、薄荷、綠薄荷、大麥、米、裸麥、小麥、蒲公英茶、薄荷茶、異株蕁麻茶、楓糖、全蔗糖、杏仁、松子、種籽類、全脂牛奶、克非爾發酵乳。

日常活動建議

- 日出前，趁氣溫還很涼爽的時候起床。進行晨間活動（參見第50頁）。

- 刷牙前，先在牙刷上滴一兩滴薄荷或綠薄荷精油。

- 使用椰子油來進行全身抹油按摩（參見第86頁）。

- 使用具有清涼效果的檀香或帶有花香（如茉莉）和甜香氣（如柑橘類、檸檬和萊姆）的精油。在裝滿蒸餾水的噴霧器中加十到十五滴你最喜愛的精油，隨身攜帶，需要時就噴一噴，可以讓你冷卻下來（參見第90頁的精油使用方式）。

- 在鼻孔和耳朵裡面抹油（參見第89頁）。如果你住在潮濕的氣候環境，請使用洗鼻壺（參見第88頁）。別忘了，使用洗鼻壺後，請至少等一個小時再使用抹鼻油，水分才不會困在鼻腔或鼻竇內。如果你住在乾燥的環境，就不要使用洗鼻壺，否則身體會變得更乾燥。

- 若有需要，可練習清涼調息法（參見第116頁）。

- 飲用清涼但不冰冷的飲品讓自己保持水分。可以試試薄荷茶、每日孜然香菜茴香茶（參見第57頁）、茴香茶、椰子水或小黃瓜水。

- 晚餐吃容易消化的食物。

- 穿著純棉或純亞麻的布料。白色給人感

覺比較涼爽，但是陽光容易穿透，所以要使用天然的防曬乳。防曬乳可以自製（參見第151頁）。但，請別忘了在早上和傍晚時分適度曬曬太陽，讓身體產生維生素 D。直視太陽是個很好的活動（參見第123頁）。

- 減少劇烈運動，保留自己的精力，同時避免發熱過度。練習溫和的瑜伽招式，如開胸、溫和的拉筋及扭轉姿勢。

- 穿著減緩火能的色彩：具有清涼效果的淺藍和淺綠色、白色、皮革色、冷灰、馬卡龍色、粉紅、柔和玫瑰色。

- 進行晚間活動。

晚上十點或十一點左右就寢。克制在夏天當夜貓子的念頭。

季節交替淨化儀式

這個儀式之所以和季節有關，是因為它是在季節交替的時候進行。因此，在理想的狀況下，一年會進行三次，或根據需求增減次數。剛開始接觸淨化儀式時，要慢慢來，傾聽你的身體。以下提供幾個重點和訣竅：

- 確定自己能挪出三到五天的時間來進行淨化。這段期間最好不要工作或者從事任何有壓力的活動。

- 把所有的食材準備好，才不會在最後一刻忙著去找很難買得到的香料、穀物或豆類。

- 若正值經期和孕期，不適合進行淨化。

- 準備下列物品：刮舌苔器、乾刷、按摩全身的油及三果實藥錠或藥粉。

- 在淨化期間，所有的體素者都會感受到情緒和精力的變化、飢餓、舒服或不適。因為身體在排毒，所以你可能會覺得疲累、容易抽筋或痠痛，但這些症狀會漸漸消失。淨化儀式進行到一半時，你應該已經排毒乾淨，會開始感到充滿活力。

- 所有的體素者每天早上都應該進行全身抹油按摩或乾刷，活絡淋巴系統。

- 調息法很重要。每天練習淨脈調息法至少五分鐘（參見第115頁），時間最好是早上，但其他時候也可以。

- 避免運動過度。只要在水能時段（上午六點到十點或晚上六點到十點）輕鬆地散散步就夠了。飯後可以散步十分鐘，促進消化。

- 避免喝冷飲。整天飲用每日孜然香菜茴香茶（參見第57頁）或加了幾片生薑的溫熱白開水即可。

- 避免咖啡、香菸或相關產品、娛樂性藥物和酒精。下面列出了淨化期間身體只能攝取哪些東西。

進行淨化儀式

進行這種淨化儀式時，要遵循一套調整過的米豆粥單一飲食法。火能者和水能者可以有幾天的時間只喝果汁，連米豆粥也不吃。然而，風能者不應該進行這樣的液體齋戒。請仔細閱讀所有的指示內容。飲食分量一律以兩把硬幣為標準，相當於胃容量的百分之八十或三分之二，剩下百分之二十或三分之一的空間，讓消化之火可以處理吃下的食物。

第一到三天

1. 在早上七點到九點之間吃早餐。

風能者早餐選項：柑橘類和當季甜味水果（如莓果、櫻桃、蜜桃、甜桃、杏桃）。忌吃香蕉。此外，你也可以用兩杯水、半杯有機全脂原味優格和一大匙的全蔗糖製成原味優格飲（lassi）。

火能者早餐選項：甜味水果和莓果、甜葡萄、蜜桃、甜桃。

水能者早餐選項：莓果、酸味水果或微熟的水果、蔓越莓、蘋果、葡萄、杏桃、石榴。

2. 早餐食用四個小時之後吃午餐，也就是上午十一點到下午一點之間。

適合所有體素者的午餐選項：新鮮烹煮的米豆粥（第五章有針對個別體素者寫成的米豆粥食譜）；分量為兩把硬幣。然而，如果你真的很餓，可以多吃一點點。

3. 午餐食用四個小時之後、睡前三個小時之前吃晚餐，大約是下午四點到六點之間。這是一天當中分量最少的一餐。

適合所有體素者的晚餐選項：蒸煮青菜或蔬菜清湯（不要以番茄為湯底）——跟蔬菜一起煮成的簡易菜湯即可。如果你覺得有必要，可以加一把米豆粥。

4. 睡前清洗足部並抹油按摩，接著完成以下指示：

火能和水能者：吃三顆三果實錠。

風能者：在一個小湯鍋中倒入一百八十毫升的全脂牛奶（純素者使用杏仁奶）及一小匙的印度酥油或杏仁油（純素）。中火煮滾。放涼，睡前飲用。吃兩顆三果實錠。

第四到五天

第四天展開蓖麻油與柳橙汁的淨化飲食。盡量在你能待在家中休息的時候進行。蓖麻油具有通便效果，所以請不要離廁所太遠。這天別做任何需要出力的活動，試著休息、閱讀、放輕鬆。

1. 早上不要吃任何東西，保持空腹。
2. 在一個小玻璃杯中，將一小匙的蓖麻油跟一百二十到一百八十毫升的柳橙汁攪打均勻。你也可以不喝柳橙汁，改吃一顆柳橙。
3. 喝下果汁，或者用湯匙吃下蓖麻油，再吃柳橙。

風能者：肚子餓了再吃東西，而且只能吃米豆粥或喝蔬菜清湯（風能者不應進行液體齋戒）。

所有的體素：整天飲用每日孜然香菜茴香茶（參見第57頁）。

火能者：完成蓖麻油與柳橙汁的淨化飲食後，進行一天的萊姆水齋戒。在一鍋溫水中加幾小匙萊姆汁，整天飲用。

水能者：完成蓖麻油與柳橙汁的淨化飲食後，進行一天的石榴汁齋戒。讓石榴汁恢復到室溫，整天飲用。也可以用蜂蜜檸檬水代替。你可以使用市售石榴汁或現榨果汁。

訣竅：如果第四天排便不順暢，第五天可將蓖麻油增加至一點五小匙或一大匙。

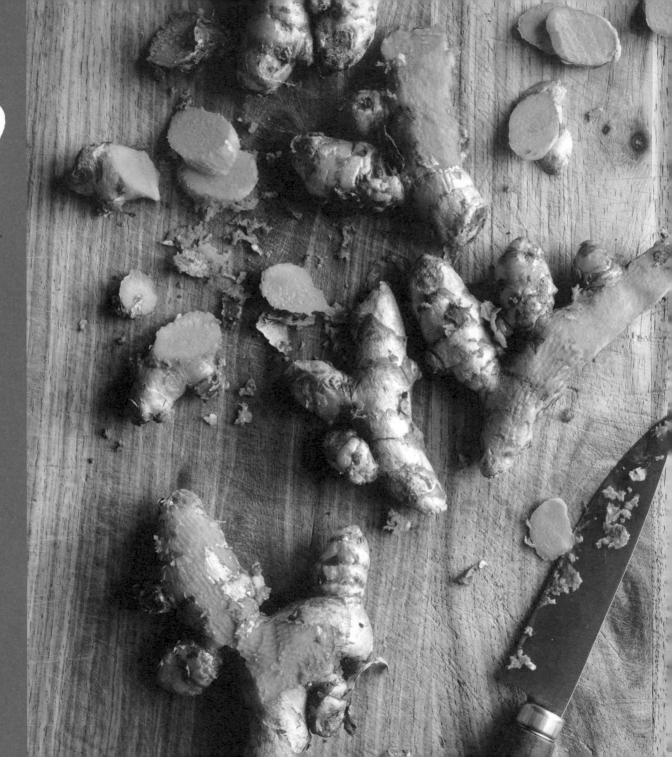

治療常見病痛的藥草與療法

　　阿育吠陀是預防疾病與延年益壽最為人所熟知的治癒體系之一。本章列出的常見病痛治療建議不應被視為醫學的替代方案，但是若試了這些方法，你或許會發現自己對醫療介入的需求減少了。

　　如果可以在症狀一出現就有所警覺（喉嚨癢癢的、背痛好不了），便能利用飲食、茶飲、精油、調息和運動迅速治好它。不過，我們也能從病痛中獲取寶貴訊息，趁這個機會好好關照內在，檢視你的人生。身體正試著告訴你一些訊息，所以你應該花時間傾聽並修復之。

　　首先，讓我們來看看幾種具有治癒效果的藥草補給品，說不定它們正是有助減緩你特定病痛的良方。你可能會在某些食譜上找到其中一些藥草，但我們這裡講的是補給品。

最重要的阿育吠陀藥草

阿育吠陀醫生可能會開特定藥草給你，減緩帶來病痛的症狀，但是有時候，他們也會建議每日補充藥草。以下這些藥草可能在你家附近的健康食品店就買得到，但網路上也能買到。

請選擇商譽良好的公司製造的產品，並詳讀產品敘述、常見用途以及可能的禁忌症。若有任何疑問，請先行洽詢阿育吠陀醫生的意見。懷孕期間不要吃補給品，除非你的阿育吠陀醫生同意。若到醫院就診，務必告訴醫生你有在吃哪些補給品。

1. **印度人蔘**：減輕壓力；神經系統深沉放鬆，幫助睡眠（跟減輕壓力的功能一樣）；能量；給予必要的休息；關節保健。

2. **假馬齒莧**：顧腦；血液和大腦排毒；平靜心靈；改善記憶力與專注力。

3. **印度乳香**：阿育吠陀體系中的阿斯匹靈；止痛；關節保健；消炎；平衡血糖；健康膚色。

4. **薑**：幫助消化；抗氧化物；消炎；減少毒素；飯後和搭車時有助舒緩腸胃。

5. **武靴藤**：大幅降低對甜食的渴望，調節食慾。

6. **印度苦棟**：健康的牙齒和皮膚；血液與肝臟排毒。

7. **天門冬**：原文「shatavari」的意思是「百丈夫」（吃了這種藥草的女性如果想要的話，有辦法一次服侍一百個丈夫）。增強性慾；滋養、保健任何年齡的女性生殖系統（無論是在具有生育能力的階段，或是停經之後，都有助維持健康的生殖系統）；促進母乳分泌；促進消化；照顧男性生殖系統。

8. **三果實**：顧腸胃；由阿育吠陀醫學中的三種超級果實製成：餘甘子、毗黎勒和訶子；潤滑結腸，使營養素更容易被吸收，腸胃更容易清空廢物；抗氧化物。

9. **神聖羅勒**：整體減輕壓力；平衡血糖；止痛；思緒清晰；促進循環。

10. **薑黃**：消炎；關節保健；促進消化；顧腦。

常見病痛

人人都希望能不看醫生，就不看醫生。然而，如果症狀特別嚴重，或者即便你已盡全力照顧好自己，症狀依然不見改善，甚至更加惡化，那麼你還是應尋求專業建議。以下提供的療法或許能夠減緩你的症狀，很多人試了之後都覺得有效，因此請務必試試看。

關節炎

- 泡一杯薑茶在睡前飲用。把水燒熱之後，丟幾片薑進去，再加一大匙蓖麻油，即可完成。

- 早晚使用一小匙芝麻油或印度藥草油（參見第 161 頁的參考資源）按摩有問題的關節。

便祕

- 將一大匙的車前子粉（健康食品店或網路上皆可購得）與兩百四十毫升的開水混合，早晚飲用一次。你也可以在食物或湯品中添加車前子。

- 睡前配著溫開水服用兩到三顆的三果實錠。

- 將兩大匙的蘆薈果膠與水或果汁混合，一天飲用一次，或依症狀的嚴重程度，一天飲用一到兩次兩百四十毫升的蘆薈汁。如果正值孕期，請事先諮詢阿育吠陀醫生。

- 煮開一百八十毫升的全脂牛奶或羊奶（純素者改用植物奶），接著拌入一小匙印度酥油（純素者改用杏仁油）。至少連續七天睡前飲用。應該立刻就會見效。一週後，視情況飲用。

- 睡前使用溫熱的蓖麻油搓揉腹部。

咳嗽和感冒

- 在一鍋熱水中加入三滴薰衣草精油、三滴尤加利精油與三滴茶樹精油，在頭上放一條毛巾，前傾靠近鍋子，深吸蒸氣，輪流用鼻子和嘴巴呼吸，持續五分鐘。休息一下，再重複同樣的動作五分鐘。一天進行兩次。

- 流鼻水時，使用洗鼻壺；鼻腔塞住時，不要使用洗鼻壺，但仍然可以在鼻孔內抹油。記住，千萬不要在使用洗鼻壺後，馬上使用抹鼻油，否則水分會被困在鼻腔內，造成感染。兩者之間至少間隔一小時。

- 混合等量的有機生蜂蜜和有機肉桂，各一大匙應該就夠了。加一到兩滴溫水，攪拌成膏狀，接著用湯匙舔食。

你馬上就不需要穿著襪子，感冒很快就會好了！

- 若有咳嗽症狀，可以飲用甘草茶。市面上有很多甘草茶的品牌，像是 Breathe Deep Yogi Tea。甘草茶可打開肺部，止咳化痰。

乾咳

- 在一鍋熱水中加入三到五滴尤加利精油，在頭上放一條毛巾，前傾靠近鍋子，深吸蒸氣，輪流用鼻子和嘴巴呼吸，持續五分鐘。休息一下，再重複同樣的動作五分鐘。一天進行兩到三次。

- 使用半小匙的鹽和半小匙的薑黃粉混合溫水漱口。

- 薑粉、小豆蔻粉、肉桂粉各一撮，加在熱水中飲用。

- 在甘草茶裡加十滴印度藥草油，整天飲用。

濕咳

- 如果是濕咳的話，可以試試阿育吠陀的藥草粉 sitopaladi 或 talisadi，也可以混合一大匙的有機生蜂蜜，效果更好。

- 泡一杯薑茶飲用一整天。把水燒熱之後，丟幾片薑進去，即可完成。也可以

加一大匙的有機生蜂蜜。

- 整天飲用甘草茶，也可以加一大匙的有機生蜂蜜。

腹瀉

- 混合半杯溫水、半杯有機全脂原味優格和一撮鹽，製成優格飲。一次喝完。

- 整天飲用每日孜然香菜茴香茶（參見第57頁）。

- 每天吃一根熟透的香蕉，直到腹瀉狀況停止。不要跟其他食物一起吃。

- 忌食辛辣的食物。

- 煮粥。煮開六到八杯的水，倒入一杯印度香米（糙米或白米皆可）、半小匙的薑黃粉、半小匙的薑粉和一撮鹽。蓋上鍋蓋，小火滾煮一小時。吃掉米飯，喝完剩下的湯汁。

眼睛乾澀

有一種眼部護理療法（netra basti）可以自己做，但是你如果有任何疑慮，可以諮詢阿育吠陀醫生。進行此療法的步驟如下：

1. 加熱幾大匙的印度酥油。在乾淨的蛙鏡裡倒入溫熱但不燙手的印度酥油。

2. 在洗手台或一個碗上方彎下身子，戴上蛙鏡。蛙鏡固定好後，躺在地上或床上，底下鋪一條毛巾，接住不小心流出來的印度酥油。把碗放在身旁，脫掉蛙鏡時會用到。

3. 眼睛睜開，眼球轉一轉，就這樣維持十到二十分鐘。如果眼睛需要休息，可閉上眼睛，但是最好整個過程緩慢移動眼球。

4. 側身，在碗上方脫掉蛙鏡。用一條乾淨的棉布把眼睛擦乾，閉上眼睛休息十分鐘。

5. 一週進行數次護理，直到眼睛乾澀的狀況改善。

耳朵發炎

我曾聽說印度小孩很少有耳朵發炎的狀況，可能要歸功於他們在耳朵抹油（karna purana）的習慣。耳鳴和慢性耳道感染也能透過這個療法改善。此外，耳朵抹油也能減緩年紀大造成的聽力受損情形，並為耳道排毒。這個療法也讓人很放鬆，做法如下：

6. 在一個小罐子裡盛裝芝麻油或抹鼻油，放在熱水中加熱，使用前碰觸皮膚測試，以免溫度太燙。

7. 頭歪一邊，使用滴管在耳朵裡滴入六到十滴油。那種感覺可能很奇怪，甚至會讓你忍不住打哆嗦，但是你很快就會放鬆了。

8. 使用食指和中指按摩耳朵周圍、軟骨和耳後。把耳朵翻折蓋起來幾秒鐘，耳垂拉幾下，接著躺下休息十分鐘。

9. 在替另一隻耳朵抹油之前，先用棉球塞住抹好的那隻耳朵，吸乾剩餘的油。你也可以躺下來，請別人幫你在耳朵裡滴油。

排氣

- 避免生食。

- 飯後吃炒過的茴香籽。

- 使用孜然、阿魏、印度藏茴香、薑等促進消化的香料烹煮食物。

- 記住，阿育吠陀不建議你壓抑生理衝動，所以如果想要排氣，就好好排氣。

頭痛

- 參見「疼痛」條目。

- 補充水分，完全避開冷飲或冷食。

- 深呼吸，一天練習淨脈調息法（參見第115頁）數次。

- 使用季節性精油按摩頭部、頭皮和頸部。
- 印度乳香是一種很棒的止痛藥。

胃灼熱

- 練習清涼調息法（參見第116頁），讓身體冷卻下來。
- 服用一大匙蘆薈汁和四分之一小匙小蘇打的混合物。
- 飲用加了兩大匙蘋果醋的溫開（一百八十毫升）。
- 飲用「歐瑪姆水」（omam water，參見「疼痛」條目裡的製作方式）。
- 參見跟消化不良有關的療法。

消化不良

- 不要吃太飽，且睡前三小時不吃東西。
- 兩餐之間不吃點心零食。
- 不要將水果和其他食物一起吃。
- 睡覺時側向左邊，讓胃獲得支撐，促進消化。
- 避免吃辣的食物及生食。
- 飲用溫萊姆水。

腸胃不適

- 只吃熟食，不吃任何生食，同時避免牛奶、甜食、咖啡因、酒精和茄科植物。
- 使用葵花油或紅花油等溫和的油。
- 服用益生菌或富含益生菌的食物，如鷹嘴豆、蘆筍、蘋果、扁豆和石榴。
- 散散步，尤其是在飯後。

胃口不好

- 兩餐之間不吃點心零食。
- 飯前三十分鐘左右吃一小片抹鹽的薑，激起消化之火。
- 飯前三十分鐘喝一小杯溫水。

性慾低落／陰道乾燥

- 性慾低落的女性可以服用天門冬補給品。這種藥草補給品不僅能從心理上刺激性慾，也能解決陰道乾燥的問題。如果乾燥的問題仍未改善，可以局部使用椰子油。
- 性慾低落的男性可以服用印度人蔘補給品。這種藥草本身就很營養，但是在性愛方面，也有助平緩神經系統，把注意力轉移到當下的活動。
- 印度人蔘被當作一種春藥，可以幫助男女進入當下情境。

更年期

- 每一個體素在更年期會遭遇的問題都不一樣：風能者可能會出現憂鬱、焦躁、失眠和全身疲勞等症狀；火能者可能會有熱潮紅、頭痛、暴怒等現象；水能者可能增重、感覺疲憊、頭腦不清、缺乏精力。請向阿育吠陀醫生求助，進行個別治療。

- 多多攝取含有植物雌激素的食物（一定要是有機、非基改的），例如地瓜、亞麻籽、燕麥麩、大麥麩、味噌、天貝、紅棗乾、豆腐、腰果、榛果、綠花椰和綠豆。

- 服用天門冬，使生殖器官保持潤滑強健。

- 可以考慮服用印度葛根粉，有助滋補生殖器官，強化肌肉和神經。

- 萊姆汁和石榴汁據說可以減緩熱潮紅等症狀。

- 要緩解熱潮紅，可練習清涼調息法（參見第116頁），讓身體冷卻下來，尤其是正在經歷熱潮紅時。每天練習淨脈調息法（參見第115頁）十五分鐘。

經痛

- 天門冬、印度人蔘及神聖羅勒有助調節、減輕跟月經有關的疼痛，並進行排毒。

- 三果實錠也有幫助。

- 進行乾刷和全身抹油按摩有助排出淤塞已久的毒素。

- 飲食清淡，多喝溫水，避免生食。

肌肉痠痛

- 在患處塗抹大量印度藥草油和虎標軟膏，洗完熱水澡後進行深沉按摩。

- 服用具有止痛消炎效果的藥草，如印度乳香、印度沒藥、印度人蔘。

噁心

- 清涼的薄荷茶以及薄荷與綠薄荷精油都能改善噁心的狀況。

- 咬生薑片、吃薑糖，可以減緩搭車或開車的噁心感。

- 不要把無法同時消化的食物混在一起吃，例如新鮮水果配其他食物。

疼痛

- 印度藏茴香籽含有一種可減緩疼痛的化學物質百里酚，因此具有跟阿斯匹靈類似的作用。你可以自製一種稱作歐瑪姆水的止痛藥，只要在三百毫升的熱水當中加一小匙印度藏茴香籽，浸泡十分鐘

或一整晚，即可飲用止痛。科學研究發現，每一顆印度藏茴香籽都含有二十四種具藥用的化合物。印度藏茴香籽用途廣泛，可治療氣喘、咳嗽和感冒、疼痛、引發感染的細菌等多種病痛。

- 歐瑪姆水的其他好處還有：作為制酸劑治療胃灼熱、作為止痛藥治療頭痛、作為抗組織胺治療過敏。

季節性過敏

- 歐瑪姆水具有抗組織胺的功效（參見「疼痛」條目裡的製作方式）。

- 水能者常會有上呼吸道的毛病，尤其是在春天。

- 在過敏季節期間每天吃一大匙的有機生蜂蜜。

- 每天使用洗鼻壺，大約一個小時後使用抹鼻油。

- Trikatu 這種阿育吠陀藥草有助清除多餘的水能。

- 使用乾刷刺激淋巴系統，有助排毒。

- 飲食中多攝取辛辣、苦澀的香草、香料和食物，包括葉菜類、辣椒、羅勒、薑和小豆蔻（水能者）。

- 火能者會在春夏兩季出現季節性過敏，症狀通常有眼睛搔癢灼熱、疹子、發炎和頭痛。

- 使用阿育吠陀藥草舒緩、冷卻身體，包括印度苦楝、餘甘子和寬筋藤（火能者）。

- 使用可冷卻火能的油來塗抹全身（火能者）。

- 避免辛辣的食物，攝取大量香菜葉、香菜籽、茴香和椰子。

- 飲用清涼（但不冰冷）的椰子水（火能者）。

- 整天飲用蒲公英茶和異株蕁麻茶（火能者）。

- 風能者通常在秋天出現季節性過敏，症狀包括眼睛乾澀搔癢、喉嚨痛、乾咳，有時甚至會有全身疲乏、肌肉痠痛的狀況。

- 泡個溫暖的瀉鹽澡能為風能者帶來很棒的成效。

- 飲食中多加點印度酥油（風能者）。

- 服用印度人蔘，增進免疫系統，平緩過敏原（風能者）。

- 多喝熱茶。檸檬薑茶是很好的選擇，茶放涼一點後，可添加一大匙蜂蜜（風能和水能者）。

- 使用可冷卻風能的油來塗抹全身（風能

者）。

（參見第101頁）。

壓力和焦慮

- 每天練習冥想。

- 聽經或心靈音樂。

- 戒傳播媒體，包括電視、收音機、報紙和網路。

- 飲食中加入印度酥油、酪梨油、橄欖油等好油。

- 嘗試印度人蔘、穗甘松、甘草、菖蒲根等可減輕壓力的藥草。

- 減少咖啡因的攝取。如果這樣做會讓你產生更多壓力，就要慢慢減量。

- 使用薰衣草、香草和檀香等使心靈平靜的精油。

- 練習貓牛式（參見第97頁）和拜日式

曬傷

- 在曬傷的皮膚上塗抹大量蘆薈。如果你能取得蘆薈植株，可以切下一片葉子，直接塗抹切口滲出的膠質。

- 混合等量的檀香粉和薑黃，再加一點冷水攪拌成糊狀，直接塗抹於患處。

- 以冰涼濃烈的紅茶沾濕棉布，直接放在曬傷的部位，一天進行數次。

天然防曬乳配方

酪梨、杏仁或橄欖油	1/4 杯
椰子油	1/2 杯
香茅、檸檬草、天竺葵精油各	3-5 滴（防蚊，可省略）
非奈米氧化鋅微粉	2-4 大匙

1. 在一個小型或中型的玻璃罐中放入兩種油和防蚊精油（若有使用的話）。
2. 在一個湯鍋中加熱些許水，溫熱即可。把未蓋上的玻璃罐放在水中，讓椰子油融化。
3. 椰子油融化後，把罐子拿出來，蓋上蓋子，將內容物搖勻。
4. 打開罐子，倒入氧化鋅，小心不要吸入氧化鋅微粉。拌勻。

就這樣，防曬乳完成了！自製防曬乳可存放在室溫下或冰箱中。它會慢慢凝固。這並不防水，因此在戶外要勤擦。

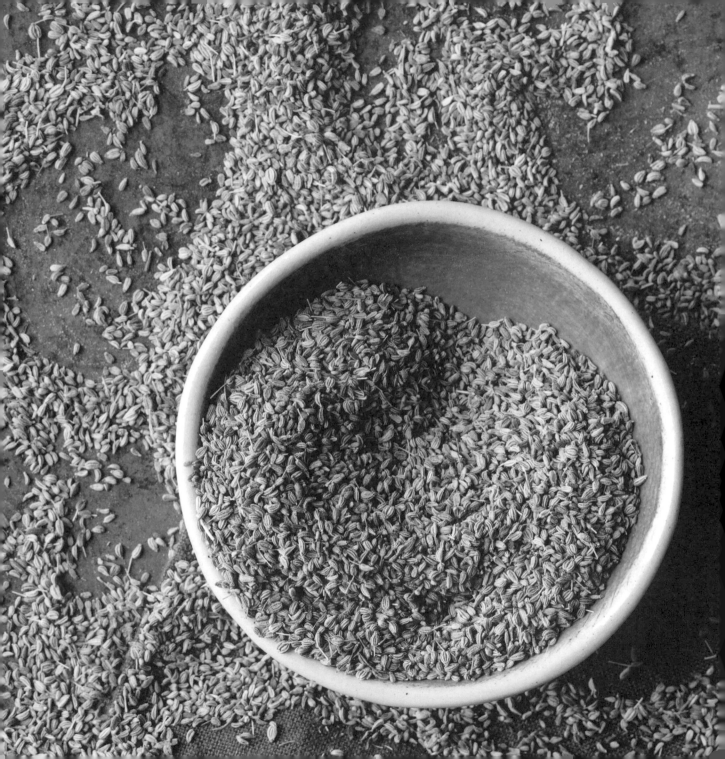

常見的阿育吠陀食材

印度藏茴香籽：這是一種香氣濃烈的香料，味道類似芹菜籽、百里香和大茴香。烹煮時，其氣味會變得柔順芳醇。你不需要事先磨粉，因為印度藏茴香籽會在烹煮的過程中變軟。若是在盛盤前添加，會有一點酥脆感。如果找不到這種香料，可用芹菜籽取代。

酪梨油：酪梨油的發煙點高，且富含維生素 E 及 Omega-3 脂肪酸，無疑是很健康的一種油，只是價位比較高。酪梨油滑順的口感可以為料理帶來另一層風味。不要把酪梨油冰在冰箱。酪梨油對風能和火能者很好，水能者則應適度使用。

黑芥末籽：這種香氣十足、大小相當迷你的種籽具有許多促進健康的特性。在烹煮的過程中，它們會告訴你油溫什麼時候恰到好處，可以放入其他食材了：溫度一到，黑芥末籽就會爆開。

Bragg 胺基酸醬油：這種黃豆製品風味非常濃厚，可以取代一般醬油。Bragg 胺基酸醬油不含食鹽、防腐劑或染劑，但是有含必需胺基酸。

奇亞籽：這種超級食物富含 Omega-3 脂肪酸，非常適合用來做純素馬芬、布朗尼或其他料理，因為它們遇水就會膨脹，並保持濕潤。

香菜葉：香菜植株的葉子具有排毒功效，很適合用來打汁或裝飾湯品。

肉桂粉：這種美味的香料可以平衡血糖，且可能有助預防糖尿病。它吃起來既甜又辣。第五章的食譜雖然有用到肉桂粉，但你其實也可以發揮創意，使用整根的肉桂棒，加在湯裡燉煮。

丁香花苞和丁香粉：丁香在古時候被用來治牙痛，並能維護健康的牙齦和牙齒。丁香的

油脂具有麻醉效果。丁香還可以促進循環、消炎，進而加快治癒的速度。此外，丁香也能抗菌。很難想像這麼小的一朵花苞，竟有如此神奇多重的功效。上菜前，記得把花苞挑出來。料理時，使用幾朵花苞或一點丁香粉就夠了。

香菜籽和香菜籽粉：香菜籽很適合用來泡茶或整顆丟進湯品和燉菜中料理。香菜籽粉可為菜餚增添美妙風味，其健康功效包括促進消化、緩解便祕、減少壞的膽固醇、增加好的膽固醇。把整粒香菜籽和黑胡椒籽放進磨粉器中一起磨粉，可為沙拉、湯品或燉菜增添美好滋味。

孜然籽和孜然籽粉：構成孜然的主要化合物為茴香甲醛。這是個超級抗氧化物，含有許多藥用功效，如對抗糖尿病、降血壓、強健骨骼。

咖哩葉：在醫藥方面，印度人會使用咖哩葉來治療各種病症，包括感染、發炎及糖尿病和心臟病的控制。這種葉子可以直接吃，或者煮好之後取出。如果找不到咖哩葉，那就不要使用，因為真的沒有其他東西可以取代之。但是，請試著找看看，因為它的風味真的無可比擬！咖哩葉可以冷凍保存，所以如果買得到，就多買一些保存起來。

白蘿蔔：味道溫和的白蘿蔔具有眾多保健功效，可以清理呼吸道、促進消化、幫助排毒、增強免疫力及消炎。我還可以繼續列舉它的好，但是說了這些我想你就明白了。

鷹嘴豆：你可以在超級市場擺放乾燥豆類的地方找到鷹嘴豆。請努力尋找有機的鷹嘴豆，因為這種作物農藥用得很凶。如果買的是鷹嘴豆罐頭，也請購買有機的。

茴香籽：茴香是一種類似甘草的香草和香料，種籽富含植物雌激素，因此對更年期婦女很好，也能緩解經痛。此外，茴香籽也能消炎，是天然的降火能香料。促進消化是它的另一個功效。

亞麻籽：請購買整顆的亞麻籽，並存放在冰箱裡，因為它們很容易變質。若食譜需要，再進行磨粉。我不建議購買亞麻籽粉，因為一旦磨成粉，就會開始走味。亞麻籽富含 Omega-3 脂肪酸，帶有一點堅果香氣，十分美味。不

要高溫烹煮亞麻籽，菜煮好後再加進去。你也可以把它加在沙拉調味醬汁和果汁中。

薑和薑粉：無論是新鮮的、乾燥的或者是磨成粉的薑，皆具有許多療效，不管你是否實行阿育吠陀飲食，都應該把它當作廚房常備品。薑粉最適合水能者，而風能和火能者則適合食用生薑，因為裡頭含有水分。

阿魏：阿魏是一種植物的樹脂，在料理豆類或其他可能導致脹氣的食材時，一定會用到阿魏，幫助消化這類食物。阿魏具有平衡功效，對風能者很好，也可以讓人熱起來，對水能很好。火能者應該少量使用。阿魏氣味非常濃烈，但開始烹煮後會變溫和。我把阿魏放在塑膠袋裡，冰在冷凍庫，以防整間廚房都是這個味道（有人說阿魏聞起來像臭襪子）。大部分的菜餚只需要一撮阿魏就夠了。

蜂蜜：永遠只買有機生蜂蜜。傳統蜂蜜的製造方式會消滅許多這種甜蜜又營養的食物的好處。切勿高溫調理蜂蜜。

片糖：片糖就是煮過的蔗糖固形物，只有經過少許加工，非常甜又美味。片糖通常是一整塊或圓錐形的，呈黃褐色，摸起來鬆鬆軟軟的。你可以在印度食品專賣店或 www.pureindianfoods.com 這個網站上買到有機片糖。片糖也有粉末狀的。

昆布：這種海草是以乾燥片狀的型態販售，非常適合用來為湯品調味，增添料理的海洋礦物質。烹煮過後，昆布可以吃，也可以撈起來丟掉。一片就能添加強烈的風味。

味噌：味噌是由發酵的黃豆所製成。白味噌是含有大量白米的發酵黃豆，嘗起來溫和帶甜；黃味噌通常是把大麥和黃豆一起發酵，擁有溫和的大地風味；赤味噌也是用黃豆、大麥和其他穀物一起發酵製成的，只是黃豆比例較高，發酵時間較長，味道比溫和的黃味噌濃烈。你想使用哪一種顏色的味噌都可以，甚至可能找到其他種類的味噌，因為發酵食品現在越來越受到歡迎。你可以自行實驗看看，找出自己最喜歡的口味。如果是用在營養飽滿的湯品或燉菜中，赤味噌或許比較適合；若是用來調製沙拉醬汁，可能要選白或黃味噌，才不會搶過蔬菜的味道。

綠豆：完整的乾燥綠豆應該很容易找到，但黃色的綠豆仁就比較難找一點。綠豆仁就是完整的綠豆經過加工後分裂開的樣子，由於綠色外皮脫落，只剩下黃色的仁，比較好烹煮，我們也比較容易吸收營養。綠豆是阿育吠陀料理的常見食材，所以請盡量把它當作廚房的常備品。印度食品專賣店一定會有這兩樣常備食材。

肉豆蔻粉：你可以購買整顆肉豆蔻，再自己磨粉使用（刨磨刀很適合），這樣做最新鮮。如果你買的是已經磨好的肉豆蔻粉，就要存放在密封罐中，以防讓這種強大的香料如此獨特的油脂揮發掉。

橄欖油：如果你喜歡煮菜，你的廚房可能本來就有橄欖油了，但是若要烹煮阿育吠陀料理，就必須選用有機的初榨橄欖油，因為其他等級可能混合了別種油。跟其他油類相比，初榨橄欖油壞得比較快，因此務必保持密封狀態，存放在陰涼黑暗處。橄欖油通常裝在深色玻璃罐或錫製容器中，就是這個原因。不要讓它暴露在強光下。

豌豆蛋白粉：跟使用乳清製成的蛋白粉不同，豌豆蛋白粉是純素的，且富含蛋白質。

南瓜籽：最好購買無鹽的生南瓜籽。南瓜籽富含鋅，想要爆南瓜籽，只要丟一把到湯鍋中加熱，直到種籽爆開即可。爆開後，立刻離火，加在湯品、蔬菜裡，或者也可以直接食用。

藜麥：藜麥生長在安地斯山脈中，其實是一種種籽，而非穀物。因此，藜麥富含蛋白質，很適合素食者和純素者。不過，使用前記得清洗，因為藜麥外層包覆了皂素這種天然的植物性化合物。皂素帶有苦味，可以防止蟲害侵擾植株。除了用水把皂素清洗掉，你還可以將藜麥浸泡在水中一整晚，讓它稍微發芽。之後再次清洗，然後便可以料理。這樣做更有營養。

紅扁豆：紅扁豆非常有營養又令人飽足，烹煮後其實會變成黃色。我喜歡在準備其他食材時，將它泡在水中。紅扁豆跟其他豆類一樣，含有容易消化的蛋白質，可降膽固醇，並對心臟很好。

葵花油：請購買未精製的有機葵花油，才能留住此溫和油品的所有保健功效。葵花籽富含維生素 E 等抗氧化物，所以即便

Omega-6脂肪酸的含量較高（Omega-3比較健康），葵花油仍是滿不錯的油，尤其是針對高溫料理的烹調方式。

豆腐：豆腐是由黃豆製成，三種體素皆應適量食用即可（水能者必須非常節制，因為豆腐又重又冷）。購買有機豆腐非常、非常重要，因為非有機的豆腐全都經過基因改造。嫩豆腐和涓豆腐很適合用來做純素甜點，攪打起來質地就像鮮奶油。

薑黃粉：這種黃色香料跟薑同科，是印度料理之星。薑黃含有大量類薑黃素（一種生物活性化合物），因此對健康好處多多，具有消炎和抗氧化的特性。務必購買有機薑黃，因為非有機的可能會吸收來自土壤的重金屬。你也可以買整塊的薑黃根莖，自行磨粉使用。你的手指和砧板可能會被染成黃色的，但是別擔心，這很容易洗掉。

印度香米：白色印度香米比糙米版本容易消化。這是阿育吠陀料理的主流食材，因此不必擔心這屬於碳水化合物——它很健康。印度香米含有硫胺和菸鹼酸兩種維生素 B，還有維生素 E、維生素 K 和鎂。其升糖指數低，因此對糖尿病患者很好。此外，它的纖維含量也比其他白米高。

附錄二
三種原始物質屬性與五身層

三種原始物質屬性

　　大自然中可找到三種隱妙的屬性，剛好與三個體素相對應，分別是悅性、變性和惰性。

- **悅性（風能）**：純淨、平靜、機警、甜美。悅性代表觀察者，能夠看見、發覺這個世界與自我的良善，發掘生命中處處是甜美、祥和與知足。

- **變性（火能）**：動力、加劇、活躍。變性代表觀察的行為，會攪動事物，帶來問題，把一切弄得天翻地覆。

- **惰性（水能）**：無生氣、遲鈍、沉重。惰性代表被觀察者，會讓事物慢下來，缺乏覺察能力，導致無所作為和困惑。

　　這三種普遍特質會透過我們的肉身、業力、意識和能量之身將我們與大自然綁在一起。

五身層

　　身層（kosha）這個字的原意是「包覆層」或「鞘」。透過自癒，我們可以掙脫將我們束縛在自我思維、身體和信念當中的那五身層，超越這些身層，接納我們存在的核心宇宙真理，那就是我們每一個人跟地球上的每一個生物都是一體的。

　　我們共同構成一張互相連結的大網，我們的每一個行動都會影響其他事物。以海洋作為比喻，跟著潮起潮落、輕拍岸邊的海水與海浪，是由極微小的水珠所組成，但若沒有這些個別的水珠，海洋就不會存在。沒有你和你對整體做出的奉獻，這個世界不會存在，就好比沒有那一滴滴水珠，海洋不會存在。

　　五身層其實就是一層又一層將我們的存在包覆起來的意識，如同一層又一層的燈罩，包覆了位於最裡面那層閃耀著最純粹意識光芒的燈泡。是外面那幾層身層創造了人類；你可以把自己的身體想像成盛裝意識的容器。

肉身層：這層身層是由食物衍生而來，是我們的肉身，由我們吃進去的東西所構成。如果我們沒有透過飲食平衡體素，就會以皮膚病變、疾病、不健康的氣色和虛弱的身體等症狀顯現在這一層身層上。在肉身中，我們很容易被混淆，以為我們是互相分離的個體。這種以為我們全都互相分離的假象，是痛苦和孤立的源頭。繼續探究更深層的身層，就會發現這一層身層可以用來保護我們。然而，我們也必須以開放的心胸接納新的觀念、食物、活動與思想。

氣身層：這層身層是由我們的氣衍生而來，它位於肉身層之下，可以支持身體的功能運作。氣可以將我們跟所有的生物體連結在一起，包括人類、動物、花草和樹木等萬物。當我們跟氣相通，就能放下孤立的假象，感受萬物相連的感覺。氣讓我們活著，所以我們一定要滋養它、照顧它。調息法可以幫助我們養成滋潤、孕育氣的習慣。

意身層：這是我們的心靈身層，位於我們身體最狹隘的部位，因此我們容易想太多，讓那些想法或是他人加諸在我們身上的看法定義我們的目標、志向和信仰，使我們無法做出位於靈魂核心的決定。這層身層會誘使我

們去相信自己的感受與情緒。如果我們思想狹隘，就會相信他人對我們的看法，允許這些看法主宰我們的人生。想要達到純粹意識覺察的境界，就必須掙脫這層枷鎖，往更深處找尋，放下我們為自己書寫的人生故事，認識、信任我們的真實存在本質。在這層身層當中，你只是受到自己的想像力所侷限，勇敢掙脫吧！

識身層：啊，那所謂的自我意識，總是誘騙我們，讓我們以為自己是別的東西，而不是自己真正想要成為的人。當我們想要前進時，它卻擋住我們的道路，讓我們無法做真實的自己。這層身層代表我們的自我認同感。我們必須在這個層次上進行冥思，才能揭開真正的自我。這層身層也稱作自我形成層，你這個人（或者說你認為自己是什麼樣的人）就是在這裡被創造出來。懂得辨明我們接收到的資訊，就能判斷什麼才是適合我們的。不是因為有人這麼告訴我們，而是因為我們自己也真的這麼相信。

樂身層：樂身層（anandamaya kosha）的「ananda」意為「福祉」。這層身層位於其他身層的中心，你可以把它想像成是你的心，是純粹意識的核心。我們真正的自我、真實

的自我就存在於此。當我們位於這一層，就不會再感到分離與孤立。我們能夠看見萬物之美，在每一刻找到喜樂。意身層和識身層會硬擠進來，告訴你這樣的狀態不可能是真的，但是只要多多練習冥想、瑜伽和阿育吠陀，你就可以在這一層越待越久，趕走那些說反話的身層，活在純粹的喜樂之中。

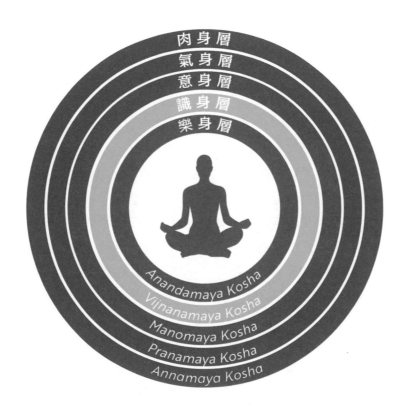

參考資源

24 有機咒語真言（24 Mantra Organic）

(24mantra.com)

　　這間印度公司前進的速度非常快，販售了超過兩百種藥草、豆類、香料等產品，全部都是有機的。此外，他們還教育印度農夫，告訴他們有機農業的好處。我超愛他們的產品，而且幸運的是，我家附近的印度超市就有販售他們的東西。你也可以上網購買。

阿瑪蒂・晨星（Amadea Morningstar）

(AmadeaMorningstar.net)

　　阿瑪蒂是我的第一個阿育吠陀烹飪老師，現在則是我的好友，跟我共同提倡阿育吠陀。她的前兩本著作《阿育吠陀食譜書》（The Ayurvedic Cookbook）及《給西方人的阿育吠陀料理書》（Ayurvedic Cooking for Westerners）是製作阿育吠陀料理的必備讀物。她深沉的知識與智慧相當傳奇。

阿育吠陀學院（Ayurvedic Institute）

(Ayurvedic.com)

　　這個學院提供了在印度和美國開設的課程和工作坊。他們的網路商店也有販售很棒的產品，我最喜歡的是抹鼻油（Super Nasya Oil）及 Deep Love 萃取液。別忘了訂閱他們的電子報。

老榕植物園（Banyan Botanicals）

(BanyanBotanicals.com)

　　本書提及的藥草幾乎都可以在 Banyan Botanicals 買得到，他們的產品全都是有機的，有獲得美國和印度的認證。網站上提供了很多關於產品使用和禁忌症的有用資訊，還有一系列示範各種阿育吠陀活動的精彩影片。

Chandi, LLC

(Chandika.com)

　　這個網站提供了各式各樣的阿育吠陀產品，全是由來自一門阿育吠陀專家的阿育吠陀醫生、研究者兼教育家威迪亞・拉馬坎・米什拉（Vaidya Ramakant Mishra）出品。大部分的藥草是來自印度，但也有一些來自歐美地區。

喬布拉中心（Chopra Center）

(Chopra.com)

這個網站提供了課程和工作坊的資訊、線上資源以及一份很棒的電子報。我的阿育吠陀之旅就是從這裡展開的。

大衛吉冥想中心

(Davidji.com)

大衛吉總是在世界各地舉辦工作坊，發掘冥想的奧祕。他具有天生的教學才能，其幽默感和傳遞資訊的方式讓每個人都能了解冥想。

約翰・杜拉醫生（Dr. John Douillard）

(LifeSpa.com)

約翰醫生的電子報和影片讓阿育吠陀的複雜議題變得容易理解。他的活力驚人，會激發你的學習。去找他的書來看看，像是《寫給孩子的阿育吠陀》（Ayurveda for Kids）和《身、心和運動》（Body, Mind, Sport）。

花草百科（Floracopeia）

(Floracopeia.com)

這是購買阿育吠陀精油最棒的網站。

哈里什・周哈里（Harish Johari）

(HarishJohari.org)

哈里什・周哈里充滿了古老阿育吠陀深奧又迷人的智慧。他的著作《阿育吠陀療癒料理》（Ayurvedic Healing Cuisine）收錄了很棒的食譜和在美國不常傳授的阿育吠陀建議。

馬哈里西阿育吠陀
(Maharishi Ayurveda，MAPI)

(www.mapi.com)

由馬哈里西・馬赫什・瑜伽（Maharishi Mahesh Yogi）創立的馬哈里西阿育吠陀 vpk® 系列產品，全是取自永續栽作、真實完整的植株。其配方可恢復並維持體素平衡。

全國阿育吠陀醫學協會
(National Ayurvedic Medical Association, NAMA)

(AyurvedaNama.org)

美國的全國阿育吠陀醫學協會致力於為阿育吠陀從業者提供不同層次的認證。此外，他們每年都會舉辦研討會，你可以在那裡遇見世界上最頂尖的阿育吠陀領導人物，與其他從業者建立連結。他們的網站提供許多跟阿育吠陀有關的資源和演講影片。

有機印度（Organic India）

(OrganicIndiaUSA.com)

　　他們出品的神聖羅勒茶很有名，但他們也有販售有機補給品和食品。

純粹印度食品（Pure Indian Foods）

(PureIndianFoods.com)

　　我的朋友桑迪普‧阿加瓦爾（Sandeep Aggarwal）來自歷史悠久的印度酥油生產世家，他做出來的酥油是我在美國吃過最美味的（除了我做的以外！）。他的產品全部都是有機頂尖的，包括幫助消化的印度酥油（使用香草和香料製成）、香料、片糖、油甘膏、印度香料盤等。

香料智者（The Spice Sage）

(MySpiceSage.com)

　　你可以在這裡找到一些很難找的香料，但是這個網站賣的不全是有機產品。

謝辭

我要感謝下面這些人：

活在地球和另一個世界的偉大老師們，包括大衛・西蒙、迪帕克・喬布拉、阿瑪蒂・晨星、約翰・杜拉、維桑特・賴德、珍妮佛・阿爾斯（Jennifer Ayres）、伊什瓦里・詹森（Ishwari Johnson）及拉姆庫馬爾・庫蒂（Ramkumar Kutty），是你們讓我認識阿育吠陀，帶領我進入更深沉的冥想境界。此外，我也深受到吠陀經、帕拉宏撒・尤迦南達（Paramahansa Yogananda）與斯瓦密・穆克塔南達（Swami Muktananda）的教誨以及阿里・卡普蘭拉比（Rabbi Aryeh Kaplan）的猶太冥想指導所影響。是你們啟發我內心深處的智慧，幫助我發掘自己原有的智慧，跟這個世界分享。我不僅深深感激，也喜樂無窮。

我要感謝我的靈媒朋友們，特別是曙光・加百列（Aurora Gabriel），因為她在我還只是個書店老闆時，就說我會成為一名導師和作家。

感謝我的編輯李宋（Clara Song Lee），她在這一路上常常提出問題、傾聽並給予我鼓勵。

我要感謝在我高中時雇用我在馬里蘭州巴爾的摩的 WJZ-TV 電視台擔任實習生的歐普拉。我覺得她就像一個仙女，在我身上撒了神奇魔粉，讓我的生命從那之後就受到極大的庇佑。除此之外，我也要感謝跟我合作的第一位編輯——特拉維夫《耶路撒冷郵報》的瑪潔莉・葛林費爾德・摩根（Margery Greenfeld Morgan）。她很照顧我，教會我許多事。

我很感謝過去這十年來向我尋求建議與支持的每一位客戶和學生，謝謝你們相信我和阿育吠陀能夠治癒你們，讓你們的人生變更好。你們也讓我的人生變得更加美好。我想要特別感謝多年來支持我的那些人，包括比爾・克拉克（Bill Clarke）、史考特・普蘭克（Scott Plank）、黛娜・狄卡洛（Dana DiCarlo）、珍妮・艾森柏格（Jannie Eisenberger）、黛比・蘇格曼（Debby Sugarman）與羅斯・威廉斯（Ross Williams）。

還有，從 2009 年開始茁壯的調息冥想僧伽（Breathe Meditation Sangha）團員，你們每個禮拜都帶給我無限啟發。我非常喜歡

跟你們一起冥想，我從你們身上學到的東西，可能比你們從我身上學到的還要多。我要表達我深深的謝意。

感謝我的母親邦妮·辛格（Bunny Singer）以及我的姊妹瑪潔莉·博雷爾（Margery Braver）與艾倫·魏斯（Ellen Weis），她們多年來都摸不透我（或許現在也是！），但我很謝謝她們表達了疑慮與問題，也教了我許多事。我愛妳們。

謝謝我的婆婆瑪麗·洛·波荷倫（Mary Lou Bohlen），您慷慨大方地支持著我，讓我有空間可以寫作。我愛您（也謝謝您生下了這麼棒的兒子！）。

謝謝我的丈夫賴瑞·波荷倫（Larry Bohlen），你某天出現在我的書店，而當時的我們正值遇見今生靈魂伴侶的完美年紀（四十幾歲）。我們相遇的那一刻，人生就改變了，永遠會越變越好、越來越強大、越來越幸福。我對你的愛沒有極限、永無止境，充滿喜樂。

感謝我的三個毛小孩，艾拉、小影和朱尼。邊際牧羊犬和傑克羅素犬的混種寶寶艾拉，教我永不放棄，認真對待任何事情，無論是愛人或玩樂；小影，你那美麗優雅的存在教我如何靜如處子、活在當下；最後，從印度救援出來的寶貝朱尼，你教我堅韌、信任及在真愛中寧靜的真諦。

作者簡介

　　蘇珊·魏斯－波荷倫是一位全職的阿育吠陀諮詢師、烹飪教師、冥想導師及聖地之旅導遊。她認為自己開始練習冥想、瑜伽和阿育吠陀（以及後來發生在她身上的一切事物），都要歸因於在1976年她十三歲時遭遇的一次瀕死經歷。那次，她摔倒撞破淋浴間的玻璃門，左手左腳幾乎被割斷，一片玻璃更是刺進她的左背，就卡在她的心臟後方。這個重大經歷使她深信，我們每個人都不只由肉體組成，而且我們的心可以創造現實。

　　在那次瀕死經歷中，她可以選擇回到現實，或者停留在當下那一個地方。思考了一番之後，她決定回到她所熟知的世界。從那天起，她的人生充滿冒險和精彩的旅程，讓她永遠心懷感恩自己當初擁有回來的選項。其實，有時候她不禁納悶，她是不是真的死了，而這美妙的存在其實就是她死亡經歷的一部分。嗯。